DR. NORBERT KRIEGISCH

Durchs Raster der Schulmedizin gefallen

WAS NUN?

Hilfestellung von Kopf bis Fuß

DR. NORBERT KRIEGISCH

Durchs Raster der Schulmedizin gefallen

WAS NUN?

Hilfestellung von Kopf bis Fuß

BOOK PRESENT
DR. NORBERT KRIEGISCH

Inhalt

Gender-Hinweis:

Um den Text leichter lesen zu können, wurde in diesem Buch bei Personenbezeichnungen und personenbezogenen Hauptwörtern die männliche Form (generisches Maskulinum) verwendet. Entsprechende Begriffe gelten im Sinne der Gleichbehandlung grundsätzlich für alle Geschlechter. Die verkürzte Sprachform hat lediglich redaktionelle Gründe und beabsichtigt keinerlei Wertung.

Vorwort

Nachdem mein letztes Buch „Ich fühle mich krank: Warum findet niemand etwas“ ein großer Erfolg war, habe ich gespürt, dass es ein großes Bedürfnis vieler Menschen ist, sich mit den Ursachen ihrer Beschwerden auseinanderzusetzen.

Ich erhielt unzählige Mails, Telefonanrufe und Briefe, auch die Anzahl der Patienten in meiner Praxis nahm merklich zu. Weil sie, wie sie mir sagten, endlich jemanden gefunden hätten, der sich nicht nur mit den Symptomen auseinandersetzte. Viele von ihnen hatten schon eine jahrelange Odyssee durch verschiedenste Arztpraxen und Kliniken hinter sich, ohne dass man ihnen irgendeine Ursache nennen konnte, die ihre Beschwerden erklärten. Um es gleich vorweg zu sagen: „Ich weiß auch nicht alles und kann auch nicht jedem Patienten helfen. Aber durch meine 40-jährige Erfahrung mit chronisch Erkrankten und dem ständigen Versuch, Ursachen zu finden, hat sich in mir doch eine oft andere Sichtweise herauskristallisiert. Eine, die über die sogenannte Regelmedizin hinausgeht. Mir ist es besonders wichtig, nach Zusammenhängen zu suchen, die mit den Symptomen einhergehen, und nach Auslösern zu forschen.

Vor allem vermeintlich schwierige Patienten mit unerklärlichen Beschwerden oder die, die von anderen schon aufgegeben wurden, haben meinen Ehrgeiz angestachelt und meine Kreativität angespornt. Immer den richtigen Schlüssel zum jeweiligen Schloss zu finden. Mit dem Ziel, einen Heilungsprozess anzustoßen und ihren Zustand wesentlich zu verbessern.

Vor allem die Dankbarkeit der Menschen und ihre wieder aufkeimende Hoffnung, ein normales Leben zu führen, war und ist eine Quelle der Befriedigung.

Das ist dann die Bestätigung dafür, warum ich Medizin studiert habe. Beim Anblick dieser Menschen empfinde ich eine Zufriedenheit und fühle mich dem Erreichen meines ursprünglichen Lebensziels nahe: „Menschen zu helfen und eine Vorstellung von einem guten Leben zu haben“. Immer bleiben mir bestimmte Menschen im Gedächtnis, mit ihren oft völlig unerklärlichen Symptomen, mit der anschließenden Suche nach Ursachen und dem manchmal verblüffenden Heilungserfolg.

Allerdings ist der gemeinsame Weg in die Gesundung sehr unterschiedlich. Bei dem einen geht es schnell, bei anderen dauert es länger. Aber immer ist es eine Zusammenarbeit zwischen Arzt und Patient. Denn man kann noch so viel erkennen, die Umsetzung der Maßnahmen ist mitunter ein langwieriger und steiniger Prozess und setzt voraus, dass der Patient auch bei neuen, zum Teil einschneidenden Erkenntnissen willens ist, diese auch umzusetzen. Das ist sicherlich nicht immer einfach, gerade wenn es darum geht, Ernährungsgewohnheiten umzustellen, den Zahnersatz auszutauschen oder neue Verhaltensmuster einzuüben. Doch ohne kleine oder auch größere Veränderungen im Lebensstil oder im Denken gelingt es meist nicht, einen Wandel herbeizuführen. Gleichzeitig gab und gibt es sehr viele Menschen, die wirklich etwas verändern wollen und dabei viel für sich bewirken konnten. Das ist eine große Freude!

Natürlich ist jeder Einzelne individuell und besonders, doch habe ich im Laufe meiner Tätigkeit festgestellt, dass bestimmte Krankheitsbilder und deren Ursachen ähnlich sind. Welche das sind, wie auch Sie Zusammenhänge leichter erkennen und selbst tiefer blicken können, darum geht es in diesem Buch. Um chronischen Beschwerden auf die Spur zu kommen und erste Maßnahmen dagegen einleiten können, ist es bewusst leicht verständlich gehalten. Beginnend bei meinen Gedanken zur Medizin und den Grundlagen meiner Erfahrungen gehe ich vom Kopf bis zur Beckenregion auf die wichtigsten, oftmals wiederkehrenden Symptombilder und Störfelder ein. Denn über 40 Jahre Erfahrung als Ganzheitsmediziner oder Arzt zwischen den Welten haben mir gezeigt, was sich oftmals dahinter verbirgt. Dieses Wissen und bestimmte Gesetzmäßigkeiten hinter Erkrankungen inklusive kurioser Fälle und wie Sie grundsätzlich Ihr Immunsystem stärken können, möchte ich in diesem Buch mit Ihnen teilen und Sie zur Selbsthilfe ermutigen. Schließlich: Wer im Vorfeld, wenn erste Zipperlein auftreten, die richtigen Schlüsse aus den entsprechenden Symptomen zieht, kann viel für seine Gesundheit tun und chronischen Beschwerden vorbeugen beziehungsweise für bestehende endlich eine Lösung aus der Behandlungsspirale finden.

Das wünsche ich Ihnen von Herzen, um erfüllter und vitaler Ihr Leben genießen zu können.

Dr. med. Norbert Kriegisch

1. Durchs Raster der Schulmedizin gefallen

Sie haben ständig Schmerzen oder fühlen sich nicht wohl in Ihrer Haut – etwa, weil wiederkehrende Infekte Ihren Körper nicht zu Ruhe kommen lassen, Sie sich müde und ausgelaugt fühlen? Und wenn Sie wegen Ihrer Lungenprobleme, Ihrer Magenschmerzen oder Blasenentzündung zum Arzt gehen, was Sie regelmäßig oder dauerhaft tun, kann niemand etwas Konkretes finden – selbst die Medikamente, die Sie verschrieben bekommen, verbessern Ihren Zustand nicht nachhaltig? Sie fühlen sich irgendwie in einer Krankheitsspirale gefangen und sehen keine Möglichkeit, daraus aussteigen zu können?

Mit dieser Problematik sind Sie kein Einzelfall. Meines Erachtens leiden 40 Prozent aller Patienten in Deutschland an chronischen Erkrankungen. Die herkömmliche Medizin verschreibt in einem solchen Fall vor allem sogenannte Antimittel. Sie beheben allerdings nicht die Ursache, sondern stoppen lediglich die Symptome, sprich die Schmerzen oder die Entzündung. Das ist der Weg, den die klassische Medizin bei der Behandlung von Erkrankungen wählt – sie zielt lediglich auf die Symptome ab. Nach den Ursachen fahndet sie auch bei chronischen Beschwerden nur eingeschränkt.

Was ist Schul- oder Leitlinien-Medizin?

Um ein gleichbleibendes, standardisiertes Ergebnis erwarten zu können, legt man bei der Ausbildung von Medizin-Studenten und später auch von Ärzten Leitlinien in der Lehre fest. Früher wurde das unter dem Begriff „Schulen“ und dem übergeordneten Begriff „Schulmedizin“ für diese Art der Behandlung zusammengefasst. Heute spricht man von Leitlinien, deren Befolgung die Regel darstellen soll. Dass zum Beispiel Ohrenschmerzen, Knochenbrüche, Entzündungen etc. immer nach dem gleichen Prinzip behandelt werden sollten. Dies ist bei einem Massenbetrieb wie der Universität natürlich das Beste und man kann als Patient von einem ausgebildeten Arzt erwarten, dass er diese Leitlinien beherrscht und danach handelt. Gleichzeitig kann er sich nicht wie in der Philosophie zum Beispiel auch andere Schulen aussuchen, um sein Wissen damit abzurunden, wie etwa die des indischen Ayurveda oder der Traditionellen Chinesischen Medizin. Nein.

An klassischen Universitäten wird ausschließlich klassische Medizin gelehrt und damit Leitlinien-Medizin.

Was bedeuten die Leitlinien und wer stellt sie auf?

Es wird behauptet, dass die Leitlinien auf wissenschaftlichen Versuchen und Untersuchungen basieren. Somit sind sie evidenzbasiert. Wer diesen Zusammenhang hinterfragt, dem fallen zwei Dinge auf:

1. Immer nur zwei Dinge werden miteinander verglichen. Vereinfacht ausgedrückt beruhen evidenzbasierte Ergebnisse wissenschaftlicher Versuche auf dem statistischen Vergleich zweier Gruppen. Eine Gruppe erhält dabei eine Substanz und die andere Gruppe ein „Placebo", also ein „Nichts", aber so, dass sie dieses nicht erkennt. Eine Tablette ohne Inhaltsstoff. Abhängig von der vermuteten Hypothese oder von den Interessen des Auftragsgebers werden dann bestimmte messbare Werte getestet wie Blutdruck und Zuckerwerte, Angstzustände oder das Schlafverhalten. Immer sind es nur zwei Faktoren, die miteinander verglichen werden, alle anderen Faktoren versucht man weitestgehend auszublenden. Im Labor mit festgelegten Parametern ist das natürlich möglich. Aber im Versuch mit Menschen wird es viel komplizierter. Hier beeinflussen viele Faktoren die Messungen, etwa in welchem Umfeld jemand lebt, wie er oder sie sich ernährt, ob er oder sie sich in einer Krise befindet, und so lassen sich die Menschen nur bedingt miteinander vergleichen.

2. Bereits 60 Prozent gelten, als wären es 100 Prozent. Um die Ergebnisse der Messungen dennoch nutzen und statistisch einordnen zu können, bedient man sich der sogenannten Gaußschen Normalverteilung. Die besagt: Lässt sich statistisch bei einer Substanz bei zirka 60 Prozent der Untersuchten etwas nachweisen, dann ist sie wirksam. Das Ergebnis wird aber meist so dargestellt, als ob diese Substanz bei 100 Prozent der Versuchsteilnehmer wirksam gewesen sei und es keine Alternative dazu gäbe.

In Summe bedeutet das, dass bei der Vorgehensweise der evidenzbasierten Leitlinien-Medizin 40 Prozent der Menschen nicht berücksichtigt werden. Mehr noch, sie werden so behandelt, wie die anderen 60 Prozent, obwohl statistisch die Behandlung bei ihnen unwirksam sein wird: Und das, weil die Richtlinie der Wirksamkeit bei 60 Prozent der Personen auf alle, also auf 100 Prozent, übertragen wird.

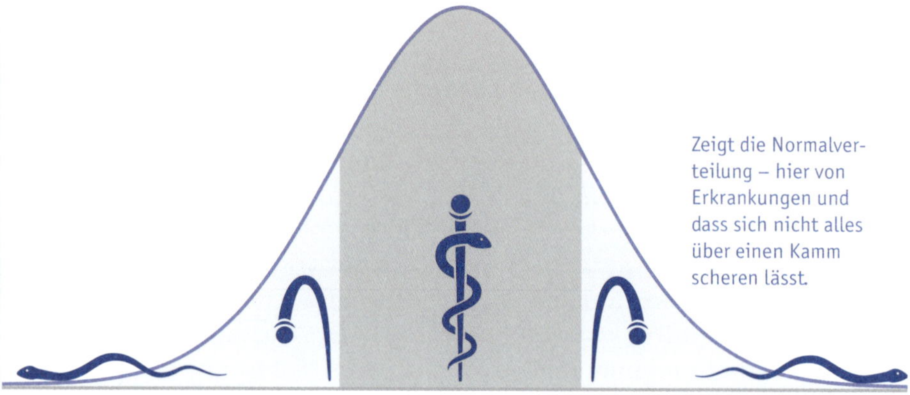

Zeigt die Normalverteilung – hier von Erkrankungen und dass sich nicht alles über einen Kamm scheren lässt.

Bitte verstehen Sie mich nicht falsch, ich bin natürlich der Überzeugung, dass diese Versuche und wissenschaftlichen Untersuchungen sehr wichtig sind und uns in unserer Entwicklung weitergebracht haben. Gleichzeitig bleibt die Frage offen: Was ist mit den 40 Prozent der Menschen, bei denen diese Leitlinien-Medizin nach statistischen Annahmen nicht wirkt. Wer hilft denen?

Seit der Entdeckung des menschlichen Genoms und der Erkenntnisse der sogenannten Epigenetik in den frühen 2000er-Jahren wissen wir, dass die Ernährung, aber auch Umweltgifte oder psychosoziale Faktoren wie Armut oder Traumata Einfluss auf unsere Gesundheit haben. Das bedeutet: Wir sind in der Lage, selbst auf unsere Gesundheit und unser Genom Einfluss zu nehmen. Das heißt, dass wir trotz einer genetischen Disposition – sprich einer Veranlagung aufgrund unseres Erbmaterials – zum Beispiel sehr wahrscheinlich an Diabetes, Krebs oder einer Stoffwechselstörung erkranken werden – das können wir durch unsere Lebensweise und unser Denken wesentlich beeinflussen. Damit können wir vermeiden, dass sich eine solche Erkrankung erst gar nicht ausbildet. Nach den neuesten Forschungsergebnissen können wir diese Informationen unseres Verhalten und unserer Lebensweise sogar auch an unsere Nachkommen weitergeben – wir sorgen dabei für eine gute gesundheitliche Evolution.

Diese grundlegenden Erkenntnisse macht es uns Medizinern überhaupt erst möglich, den Menschen eine Chance zu geben, indem wir sie dazu anhalten, ihr eigenes Verhalten so zu verändern, dass sie den Weg in eine chronische Erkrankung vermeiden können.

Diese positive Erkenntnis lautet: „Jeder hat die Möglichkeit, einer chronischen Erkrankung selbst vorzubauen und dadurch dauerhaft ein gesünderes und besseres Leben führen zu können." Das Gleiche gilt dafür, dass wir eine Erkrankung, wenn sie noch nicht lange besteht, zurückführen können. Das sollten wir als Mediziner immer bedenken und auch danach handeln. Schließlich zeigt die Epigenetik, dass wir nicht komplett genetisch vorbestimmt sind, sondern dass wir etwas verändern und diese Veränderung auch an unsere Nachkommen weitergeben können. Das ist das Ermutigende und Motivierende bei dieser Sichtweise: „Wir alle können diesen höheren Gesundheitsstatus auch an unsere Nachkommen weitergeben."

Gleichzeitig blickt die Regelmedizin meist nur auf den genetischen Fingerabdruck und beachtet in den seltensten Fällen die Ganzheitlichkeit eines Menschen, inklusive der Epigenetik. Die Zunahme der genetischen Untersuchungen sprechen Bände über diese Denkweise. Aber das hat mit dem regelhaften Verständnis der Medizin zu tun, aber auch damit, dass es für eine andere medizinische Herangehensweise an der nötigen Zeit im Praxisalltag mangelt.

Es mangelt an Zeit in der klassischen Medizin

Auch ich habe nach meiner klassischen medizinischen Ausbildung zum Allgemeinarzt einige Jahre im System der Regelmedizin gearbeitet und musste feststellen, dass die meisten Ärzte kaum Zeit haben, sich mit ihren Patienten überhaupt zu unterhalten – geschweige denn, sich eingehender mit ihnen zu beschäftigen. Denn im Vordergrund dieser Medizin stehen technisch messbare Ergebnisse sowie Werte von Blutdruck, Blutwerten, dazu Röntgenaufnahmen sowie andere moderne bildgebende Verfahren.

Eines der wichtigsten Dinge bei der Erforschung von Erkrankungen und für eine gründliche Diagnosestellung – die Anamnese – bleibt dabei in meinen Augen auf der Strecke. Schließlich werden nur selten Fragen gestellt wie: „Wann trat oder tritt das Symptom auf?" oder auch: „Warum?" und: „Wodurch ist es möglicherweise beeinflusst?"

Diese Fragen und vor allem die Antworten darauf sind enorm wichtig. Sie zeigen uns Zusammenhänge und liefern Hinweise, was eventuell auslösende Faktoren für die Beschwerden sein könnten.

Ein Beispiel: Vor drei Jahren kam eine junge Frau zu mir mit Schmerzen in der Brust. Sie war drei Jahre lang von den verschiedensten Fachärzten untersucht worden: Kardiologen, Pneumologen, Orthopäden, und zum Schluss sagte man ihr, sie solle einen Psychotherapeuten aufsuchen. Um eine Diagnose stellen zu können, habe ich mich als Erstes hingesetzt und sie gefragt, wann das Ganze denn angefangen habe? Sie schilderte mir, dass sie auf ihrem Bauernhof zu Hause einen Umbau machten und sie einen Schubkarren mit flüssigem Zement zur Baustelle fahren wollte. Dabei hat sie sich sozusagen „verrissen". Jeder, der schon einmal einen Schubkarren mit flüssigem Zement gefahren hat, kann sich vorstellen, wie schwer dieser Schubkarren ist. Ich habe sie dann gefragt, welche Untersuchungen denn gemacht wurden – EKG, Röntgenaufnahmen, MRT, Blutuntersuchungen? Ja, die Ärzte hätten das geprüft, aber nichts festgestellt. Man vermutete jetzt einen psychologischen Hintergrund, da sie ja erst kurz von zu Hause weggezogen sei und vielleicht eine Depression habe.

Anschließend habe ich sie untersucht und stellte fest, dass sie am Brustbein einen kleinen Knubbel hatte. Dieser war beim Draufdrücken sehr empfindlich. Für mich stellte es sich wie eine Subluxation dar, also eine kleine Auskugelung eines Rippenköpfchens. Ich machte mit einem Lokalanästhetikum eine Infiltration, das heißt, ich betäubte die Stelle lokal und drückte mit dem Daumen kräftig darauf. Es war ein kleiner Knacks zu hören, und die Brustschmerzen waren weg. Dieses Beispiel zeigt, wie wichtig es ist, mit den Patienten zu reden und sie oder ihn auch körperlich zu untersuchten. Diese Patientin erzählte mir, dass keiner der Ärzte sie überhaupt angefasst hatte. Sie seien nur am Computer gesessen und hätten auf ihren Bildschirm oder auf die Röntgenbilder gesehen.

Doch allein die technischen Werte helfen oft nicht: Es ist so wichtig, mit dem Menschen, der vor einem sitzt, zu reden und ihn auch körperlich zu untersuchen. Das haben praktische Ärzte auf dem Land schon immer gemacht, wie ich das während meiner Famulatur, also bei einem Praktikum als angehender Arzt in einer Landarzt-Praxis in Gerolzhofen, in der Nähe von Würzburg, auch erlebt habe.

Was aber mache ich anders und wie kam ich auf diesen etwas alternativen Weg? Keine Frage, ich bin kein Gegner der Regelmedizin, und natürlich haben meine Kollegen alle eine tolle Ausbildung und sind in ihrem Fachgebiet versiert, gleichzeitig sehen aber die meisten nur ihr eigenes Fachgebiet und schauen selten über den Tellerrand hinaus. Das ist der Grund, warum ich durch meine langjährige Arbeit mit Patienten, die durch das Raster der Regelmedizin gefallen sind, eine andere Auffassung darüber gewonnen habe, wie diesen wirklich geholfen werden kann. Gleichzeitig wurde mir aber auch klar, wie wichtig ein stimmiges Handeln, also Authentizität, ist und wie bedeutsam das Achten auf Signale des untersuchten Körpers. Schließlich will dieser Körper vor allem eins – wieder in sein natürliches Gleichgewicht kommen.

2. Als Arzt zwischen den Welten

Ärzte wirken oft als die großen Fachleute, und ihre Meinung gilt bei uns für viele in dieser Funktion wie das Amen in der Kirche. Widerspruch und selber Nachdenken von Patientenseite ist selten und bei vielen Kollegen total unerwünscht. Blicken meine Patienten auf ihre Ärzte-Odyssee zurück, erzählen sie mir oft von Aussagen wie: „Wenn Sie das nicht machen, dann brauchen Sie gar nicht mehr wiederzukommen“ oder „Wer hat hier Medizin studiert – Sie oder ich?“ Ein anderer beliebter Satz ist: „Sie können sich darauf verlassen, alles ist wissenschaftlich belegt.“ Gleichzeitig zeigen solche Äußerungen, wie wenig die Kollegen auf die Gefühle und Ängste der oftmals chronisch erkrankten Menschen vor ihnen eingehen.

Auch für mich ist es oft sehr schwer, meinen Weg zwischen der Leitlinien-Medizin und einer nach dem Patienten als Individuum ausgerichteten Medizin zu verfolgen. Unverständnis und Anfeindungen von Kollegenseite und auch von Menschen, die sich für informiert halten, sind gelegentlich die Folge. Vor allem, seit ich mich vor fünf Jahren mit dem Buch „Ich fühle mich krank, warum findet niemand etwas?" in die Öffentlichkeit gewagt habe. Doch ich möchte Menschen helfen, gesund zu werden, und habe mich bewusst dazu entschieden, mit meinen Gedanken auch an die Öffentlichkeit zu gehen. Denn schon die alten Griechen bezeichneten den Menschen als „Zoon Politikon", als ein politisches Wesen. Das bedeutet, jeder hat auf dieser Erde und im gemeinsamen Zusammenleben einen Platz und eine Aufgabe zu erfüllen. In meinem Fall ist es die Verbindung der Medizin mit der Philosophie. Warum erzähle ich Ihnen das? Weil darin eine große Kraft steckt, die sich sehr stark auch auf unsere Gesundheit und unser Wohlgefühl auswirkt. Denn wie und was wir über uns und unser Leben denken, hat einen großen Einfluss darauf. Das ist mir gerade in der Zeit der Pandemie besonders klar geworden, wenngleich ich schon vorher über das Leben nachgedacht habe und ständig Fragen stelle, weil darin wichtige Erkenntnisse für die Gesundheit – wie Sie später noch ausführlich sehen werden – stecken ebenso wie für ein gutes, erfülltes Leben und Erleben. Und das schlägt sich wiederum auf unsere Gesundheit nieder.

Fragen stellen, sich austauschen und authentisch sein

Für jeden, der ein erfülltes und zufriedenes Leben führen möchte, gilt es, auf diese grundlegenden Fragen („Was ist ein gutes Leben?", „Was ist mein Platz in dieser Welt", „Wie gehe ich mit dem Tod um?") eine Antwort zu finden. Das ist eine große Aufgabe, und wir alle brauchen dazu Menschen, mit denen wir offen diskutieren können. Auch und gerade darüber, was chronische Erkrankungen und Ängste anbelangt, und vielleicht entdecken wir dadurch andere Wege, die eine Linderung der Beschwerden in Aussicht stellen.

Genau diese Diskussion ist uns in den letzten Jahren ein Stück weit abhandengekommen. Was ich mehr als schade finde, und hoffe, dass wir alle daraus gelernt haben, dass Schwarz-Weiß-Denken uns nicht weiterbringt, sondern voneinander entfernt. Gleichzeitig beschäftigte mich seit der Zeit der Pandemie noch die Frage aller Fragen: „Was macht ein gutes Leben aus?“ Gerade auch, weil ich mich aufgrund verschiedener Interviews mit Pressevertretern immer wieder damit auseinandersetzen und mir eine eigene Meinung bilden musste. Denn nur das ehrliche Vertreten der eigenen Meinung und das entsprechende Handeln danach verleihen einem Menschen Authentizität. Erst dann wirken wir glaubhaft, und nur so können uns andere Menschen vertrauen, und uns selbst hält es vor allem auch gesund.

Alles ist vorhanden und wartet nur darauf, wahrgenommen zu werden

Ich glaube an die Quantenphysik des Geistes. Das bedeutet, wir müssen die permanent vorhandenen Informationsquanten nur geistig wahrnehmen und sie einen Effekt in uns auslösen lassen. Im Kleinen wie im Großen. Dass dieses Prinzip wirkt, lässt sich oftmals auch gut an der eigenen Biografie ablesen. Blicke ich zum Beispiel auf mein Leben zurück – vielleicht geht es Ihnen auch so –, sind es vor allem bestimmte Lebenssituationen, die einen zu dem Menschen machen, der wir sind oder der wir geworden sind. In meinem Fall – Arzt zwischen den Welten.

Ich war vier Jahre alt, als mein Vater in frühen Jahren starb, und meine Mutter mich von da an alleine großziehen musste. Mit der Hilfe meiner Oma ermöglichte sie mir, dass ich mit neun Jahren das Internat im mittelfränkischen Windsbach besuchen konnte. Auf dem daran angeschlossenen humanistischen Gymnasium hatte ich ersten Kontakt mit den philosophischen Ideen eines Sokrates, lernte Platon, Aristoteles und Seneca kennen. Gleichzeitig wusste ich, dass ich Menschen helfen und Arzt werden wollte. Meine Lebensgeschichte bestärkte mich in diesem Wunsch, und tatsächlich schaffte ich es, die Zugangskriterien zu erfüllen, um in Ulm Medizin zu studieren. Wenig später erhielt meine Mutter jedoch die gleiche tödliche Diagnose wie mein Vater – Dickdarmkrebs.

Dieses einschneidende Erlebnis und die vier Jahre, die ich sie bis zu ihrem Tod pflegte, indem ich jeden Donnerstag nach Hause fuhr und montags wieder an die Uni, ließen mich durch die Krankheit meiner Mutter sehr hautnah die Maßnahmen der Leitlinien-Medizin kennenlernen. Für mein Verständnis als Medizinstudent wurde dadurch alles Menschenmögliche für meine Mutter getan. Ihr Tod mit

47 Jahren ließ sich also nicht verhindern. Dennoch hofften und bangten wir, selbst wenn die Diagnose „Dickdarmkrebs“ damals nahezu ein Todesurteil bedeutete. Gleichzeitig war diese äußerst schwierige Zeit im Nachhinein betrachtet für meinen persönlichen Reifungsprozess sehr wertvoll. Auch weil ich mich intensiv mit dem Tod beschäftigen musste und mit der Frage: Wie geht man mit einem sterbenden Menschen um? Wie ehrlich sind wir als Familie zueinander? Was ist für eine Trauerarbeit wichtig? Das half mir als Mensch, mir klar zu werden, was wirklich wichtig ist im Leben. Und es hilft mir heute als Arzt. Denn es hat mir noch mehr Mitgefühl für meine Patienten und ihre Sorgen im Allgemeinen geschenkt, aber auch für Sterbende und ihre Angehörigen, die ich in meiner Funktion als Hausarzt bis zum Ende ihres Lebens begleite. Dabei braucht es besonderes Taktgefühl und Ehrlichkeit – anderen und sich selbst gegenüber.

Großen Einfluss auf mein Leben hatten im Laufe dessen auch bestimmte Menschen, die mich mit einem bestimmten Gedanken oder einer wichtigen Information inspirierten.

Wie sich mein medizinisches Verständnis veränderte

Als Stipendiat der Studienstiftung des deutschen Volkes lernte ich bereits während meines Studiums in dieser Gruppe fantastische Menschen kennen. Auch meinen Mentor, den Philosophieprofessor Friedrich Kambartel aus Konstanz, der im vergangenen Jahr verstarb. Er beeinflusste mich in zweierlei Hinsicht. Als Konstruktivist war für ihn immer die Übereinstimmung von Worten und Taten das Wichtigste. Das ist mir auch in meiner Praxis bei der Behandlung vorrangig. Im vorigen Buch habe ich den Leitspruch geprägt: „Cogita et fac idem – salus eris.“ Übersetzt bedeutet das: „Erkenne etwas und handle in dieser Weise – erst dann wirst du gesund.“ Denn das ist meine innerste Überzeugung, die ich seit fast vierzig Jahren als Arzt immer wieder bei der Gesundung von Menschen bestätigt sehe. Denn grundsätzlich zeigt uns unser Körper durch Beschwerden oder eine Erkrankung, dass etwas nicht in Balance ist, und signalisiert uns, entsprechend zu handeln.

Als Zweites half mir Professor Kambartel zu erkennen, dass es, um als Experte anerkannt zu werden, notwendig ist, eine naturwissenschaftliche Doktorarbeit zu schreiben. Auch und gerade dann, wenn man vorhatte, interdisziplinär zu arbeiten. Erst dann könne man auch etwas anderes machen, meinte er, und zum Beispiel den Schritt zwischen die Fachdisziplinen wagen. Schließlich sei man kein richtiger Mediziner, wenn man naturwissenschaftlich nicht anerkannt sei, sprich auf diesem Sektor nicht den entsprechenden Nachweis durch eine Doktorarbeit erbracht hätte. Kennengelernt hatte ich diese Koryphäe während des Studiums an einer Ferienakademie der Studienstiftung in Alpbach, und später hat er mich weiterhin als Philosoph und Mentor begleitet. Zur damaligen Zeit hatte ich noch nicht an Naturheilverfahren gedacht, sondern wollte Epidemiologe werden. Wie sich Erkrankungen soziokulturell verändern, hat mich zum Beispiel sehr interessiert. Und natürlich schwebte mir eine Karriere in der Regelmedizin vor, mit dem Ziel, eine Professorenstelle an einer Universität zu ergattern. Die Voraussetzungen dazu waren ausgezeichnet: Mein Doktorvater wollte mich unbedingt weiter in seinem Team behalten, und eine Stelle im Klinikum Großhadern wäre ja ein guter Einstieg für mein hochgestecktes Ziel gewesen. Doch ein Satz hat mich dazu gebracht, dieses Vorhaben zu überdenken: „Die nächsten zehn Jahre Ihres Lebens können Sie vergessen."

Geprägt durch meine Lebensgeschichte und zusammen mit meiner genetischen Disposition läge es im Bereich des Möglichen, die nächsten zehn Jahre gar nicht zu überleben. Ich wäre dann 38 Jahre alt, und in diesem Alter war mein Vater bereits verstorben. Also hakte ich diese Karriere-Variante ab und entschied mich dafür, lieber Hausarzt zu werden. So konnte ich den Menschen direkt helfen, dachte ich, und war dabei immer noch auf der allgmein anerkannten Schiene der Leitlinien-Medizin unterwegs.

Wenig später hatte ich bei einer Praxisvertretung in Niederbayern ein einschneidendes Erlebnis: Ich behandelte in dieser Praxis bis zu hundert Patienten am Tag und war mit mir und meiner Arbeit sehr zufrieden. Als der Kollege mich zu seinem Praxispartner machen wollte, musste ich eine Entscheidung treffen. In einer schlaflosen Nacht überdachte ich meine Arbeit und stellte zu meinem eigenen Erstaunen fest, dass ich immer wieder die gleichen Patienten sehe. Zweifel an meiner Tätigkeit kamen auf. Was mache ich hier eigentlich?, fragte ich mich und erkannte Folgendes: Wir behandeln nur Symptome und stellen die Patienten mit den sogenannten Anti-(Symptom)Mitteln ruhig. Mit Anti-Depressiva, mit Anti-Rheumatika, mit Anti-Hypertonika etc. Hatten wir und die Patienten Glück, lösten diese Mittel die Beschwerden, und sie wurden wieder gesund. Aber die Mehrheit der Patienten kam immer wieder mit den gleichen Beschwerden, und immer wieder erhielten sie die gleichen Medikamente verschrieben – ohne eine große Veränderung zu erzielen. Das konnte nicht mein Grund und mein Anspruch sein, warum ich Medizin studiert hatte! Ich wollte dazu beitragen, den Menschen ein besseres Leben zu ermöglichen.

Erst in diesem Augenblick veränderte sich mein Denken. Der einfache Glaube an die Leitlinien-Medizin trübte sich, und zu ihm gesellte sich mein Wunsch, einer anderen Art der Medizin nachzugehen. Es sollte eine Medizin sein, die nicht nur Symptome unterdrückt, sondern nach ihren Ursachen forscht. Die Informationsquanten sind – wie gesagt – immer vorhanden, aber man muss sie erkennen und zulassen. Dabei spielen insbesondere bestimmte Menschen eine Rolle. Sie verhelfen uns zu einer neuen Idee und dazu, möglicherweise einen anderen Weg zu beschreiten. In der Medizin waren es am Anfang meiner Suche nach neuen Behandlungswegen zwei fantastische Lehrer: der Wiener Professor der Zahnmedizin und eingefleischte Neuraltherapeut Professor Franz Hopfer (1917–1996) und später Dr. Hans Kolb für die mikrobiologische Therapie. Beim Erlernen und Einarbeiten in diese für mich neuen Welten haben sie mich begleitet und mir vor allem mit ihrem Mut und ihrem positivem Denken geholfen.

Am Anfang standen Neuraltherapie und Mikrobiom

In der Neuraltherapie ist die Behandlung mit Lokalanästhetika wie Procain oder Lidocain von zentraler Bedeutung. Diese werden lokal injiziert, um Schmerzen gezielt am Schmerzpunkt zu bekämpfen. Dies entspricht einer Heilanästhesie, dient aber auch dazu, um Störfelder auszuschalten, die von einer ganz anderen Stelle des Körpers aus Beschwerden verursachen können.

Ein Beispiel: Eine meiner ersten Patientinnen war eine Blumengeschäftsinhaberin. Sie litt unter starken rheumatischen Beschwerden und konnte keine Faust mehr machen, was für ihre Tätigkeit, Blumenschneiden, Sträuße binden etc. unabdingbar war. Die Ursache ihrer Sympto-

matik war – wie ich herausfand – eine Operation im Unterleib vor vier Jahren gewesen. Ich injizierte an das sympathische Nervenganglion im Becken, das für den ganzen Unterleib zuständig ist, fünf Milliliter Lidocain. Daraufhin konnte sie ihre Hand wieder zur Faust ballen. Denn was passierte durch die Injektion? Man löscht die auf dem sympathischen Nervenganglion eingebrannte Information. Manchmal reicht eine einmalige Gabe nicht, weil die entsprechende Stelle nicht exakt getroffen wurde. Doch in dem beschriebenen Fall war es ein hundertprozentiger Treffer! Für diese Frau hat sich das Leben vollkommen verändert. Sie konnte ihren Beruf weiter ausüben und eine weitere Gabe Anti-Rheumatika und Cortison hätten bei ihr sicherlich nicht zum gleichen Ergebnis geführt.

Diese Patientin war einer der ersten Menschen, die ich in meiner 1982 eröffneten Praxis in München, Schwabing, behandelte. Um die Kosten für eine eigene Praxis gering zu halten, begann ich in unserer Vier-Zimmer-Wohnung, in unserem Schlafzimmer, zu praktizieren. Ich wohnte dort mit meiner Frau und ihrem Sohn und stellte neben das Doppelbett eine Liege und einen Schreibtisch – ein Wartezimmer gab es nicht. Erst eineinhalb Jahre später, als unsere Tochter zur Welt kam, zog ich mit meiner Praxis in die Wohnung daneben. Denn auch wenn ich am Anfang nur einen Patienten pro Woche behandelte, waren solche Genesenen wie die Blumengeschäftsinhaberin ausgesprochene Werbeträger, und die Praxis wuchs. Am Anfang glaubt man, mit einer Behandlungsmethode alles heilen zu können, doch mit der Zeit stellte ich dann aber immer wieder fest: Die Neuraltherapie ist auch nur eine von vielen Behandlungsmöglichkeiten. Und weil der Mensch ein offenes System ist, muss man als Arzt oftmals mit den unterschiedlichsten Maßnahmen darauf eingehen.

Bei dieser Erkenntnis hat mir Dr. Hans Kolb mit seiner mikrobiologischen Therapie schon sehr früh die Augen geöffnet. Vor allem, dass wir mit unserer Umwelt, unserem Mikrobiom, sprich mit unseren Darmbakterien, behutsam umgehen müssen. Wir leben in einer Symbiose miteinander und beide Seiten profitieren davon. Nur ein gesundes Mikrobiom schenkt uns ein gesundes Immunsystem. Das war der nächste große Schritt auf dem Weg, meine Patienten ursächlich und ganzheitlich zu behandeln.

Erst in den letzten Jahren hört man verstärkt von wissenschaftlichen Studien, die sich mit dem Mikrobiom beschäftigen und die herausgefunden haben, wie sehr es uns beeinflusst. Sogar das Denken und die Gefühle sind durch die sogenannte Darm-Hirn-Achse von unseren Darmbakterien abhängig. Ich fände es großartig, wenn diese Erkenntnis tatsächlich Eingang in die Leitlinien-Medizin finden würde. Empirisch ist mir das schon sehr lange bestätigt worden: Bei unzählig vielen meiner Patienten verbesserte sich durch diese Therapie ihr Leben und – als Seiteneffekt – auch ihr Immunsystem. So stellte etwa auch zu der sehr speziellen Coronazeit eine chinesische Studie fest, dass bei Corona-Erkrankten im Gegensatz zu gesunden Menschen zwei Bakterien im Mikrobiom kaum mehr nachzuweisen waren: Enteroccocus faecalis und Bifidus-Bakterien[1]. Das ist vermutlich auch der Grund, warum meine Patienten, bei denen ich Hausarzt bin, fast kaum an dem Virus erkrankten oder schwere Verläufe aufwiesen. Denn ich empfehle meinen Patienten im Winter automatisch, diese Bakterien zur Vorbeugung gegen Infekte einzunehmen. Was genau ich im sogenannten „Stufenplan für den Winter" rate, beschreibe ich im gleichnamigen Merkblatt am Ende des Buches, Seite 174. Tatsächlich hatten geimpfte Menschen, die in meine Praxis kamen, mehr Probleme als ungeimpfte, die seit Jahren als vorbeugende Maßnahme diese Infektprophylaxe im Winter durchführten und grundsätzlich etwas für ihr Immunsystem taten (mehr zum Thema Immunsystem auf Seite 133).

Krankheit kann sich auf unterschiedlichen Ebenen einstellen

Im Laufe meiner Tätigkeit nahm die Menge an Patienten ständig zu, vor allem durch die Mundpropaganda bestehender Patienten. Ich habe bei meiner Arbeit viele fantastische Menschen kennengelernt. Viele von ihnen kamen in ihrer Verzweiflung, aber auch in ihrer Hoffnung zu mir, weil sie durch das Raster der Leitlinien-Medizin gefallen waren. Sie zu behandeln ist natürlich nicht in einer Fünf-Minuten-Praxis möglich. Die Gespräche und auch die Therapie erfordern Zeit. Der Patient und ich, als Arzt, lernen uns dabei gut kennen. Das ist wichtig, um wirklich herauszufinden, wo der konkrete Auslöser der Beschwerden oder der Erkrankung steckt, um diesen zu unterbinden. Schließlich schleicht sich Krankheit – wie ich im Laufe meiner Tätig-

[1] Yeoh YK et al. "Gut microbiotica composition reflects disease severity and dysfunctional immune response in patients with COVID-19", 2021, 70(4): 698–706, pub-med

keit herausfinden konnte – auf verschiedenen Ebenen ein: Wir sind ein komplexes System aus Körper, Psyche und Geist. Die Gene und unsere genetische Vorbestimmung sind ein Faktor, die Epigenetik ist ein anderer. Gerade durch eine Veränderung unseres Verhaltens und oftmals auch unseres Denkens lässt sich die eigene Gesundheit stärken und mögliche, in der Familie aufgetretene Erkrankungen vermeiden. Das ist mittlerweile wissenschaftlich erwiesen. Auch gilt als belegt, dass die Psyche und der Darm Auswirkungen auf unsere Gesundheit haben: Das Leben ist mehr, als viele von uns glauben, und jeder hat es in der Hand, besser in sein Gleichgewicht zurückzufinden. Unser Körper ist einem ständigen Veränderungsprozess unterworfen – ständig findet eine Heilung und Regeneration unserer Zellen und unseres gesamten Körpers statt. Und weil gerade auch Emotionen, unsere Ernährung, unsere Umgebung und natürlich auch unsere Lebensbedingungen und unser Lebensstil einen großen Einfluss auf uns haben, stellt sich in meinen Augen ein chronisches gesundheitliches Problem ursächlich durch eine Blockade auf einer der vier Ebenen ein:

1. Auf der strukturellen Ebene. Auf dieser Ebene werden unsere Körperzellen direkt beeinflusst, etwa durch eine Veränderung der Hardware. Das bedeutet, ein Unfall, ein Trauma oder eine Fehlhaltung können Auslöser des strukturellen Gewebes sein (Knochen, Sehnen, Organe usw.). Hierunter zählen natürlich auch alle Notfälle wie Muskelfaserrisse, Darmverschlüsse oder ein Herzinfarkt. Bei diesen Notfällen gilt es, sofort zu handeln. Daher ist diese Ebene auch das Hauptarbeitsgebiet der Regelmedizin, wo die entsprechenden Fachkollegen, ausgestattet mit hervorragender technischer Ausrüstung, Besonderes leisten. Aber es gibt auch versteckte Blockaden auf der strukturellen Ebene, die dann eher chronische Beschwerden auslösen können.

2. Auf der regulativen Ebene geht es um die Regelkreise in unserem Körper, die unser Leben im Lot halten. Sie kümmern sich zum Beispiel um die Ausschüttung der Hormone, die Verdauung, die Ausscheidung, den Herzrhythmus etc. Liegt etwas Akutes vor, helfen uns die sogenannten Antimittel oft schnell weiter: Das Symptom verschwindet, und wir fühlen uns wieder fit. Kehren die Beschwerden aber nach Absetzen des Antimittels wieder, sollten wir uns die Warum-Frage stellen. Denn dann gibt es etwas, was die Heilung behindert, wie etwa Giftstoffe, Allergene, belastende Gedanken oder andere Störfaktoren.

3. Auf der psychoemotionalen Ebene gilt es vor allem, ungelösten Konflikten nachzugehen. Sie sind der Grund, dass jemand zum Beispiel eine Magenschleimhautentzündung bekommt, weil er oder sie mit Mobbing in der Arbeit nicht umgehen kann oder mit einem Chef, der die Erinnerung an den aufbrausenden Vater wachruft. Bei diesen Konflikten weckt ein bestimmtes Verhalten alte Emotionen und Glaubenssätze, wie etwa „Ich werde nicht gemocht“, „Ich fühle mich machtlos“ oder „Ich kann etwas nicht verdauen“. Frühkindliche Traumata beziehungsweise Gefühlskonflikte spielen auf dieser Ebene häufig eine entscheidende Rolle.

4. Auf der gedanklichen Ebene ist eine Fixierung das krankmachende Problem. Eine Person ist von einem Gedanken derart eingenommen, dass sie an nichts anderes mehr denken kann. Harmlose Varianten kennen wir alle, wenn wir zum Beispiel einem bestimmten Sportverein oder einer bestimmten Ernährungsform anhängen oder nur noch unseren Job kennen. Eine Blockade kann aber auch in Dogmen, in Bessenheit oder Fanatismus gipfeln. Auch extreme Eifersucht und das Gefühl, wertlos zu sein, fallen darunter.

Auf all diese Ebenen werde ich im Laufe des Buches immer wieder eingehen. Wer sich an dieser Stelle noch mehr Informationen wünscht, kann in meinem Buch „Ich fühle mich krank, warum findet niemand etwas?“ nachlesen und kann sich auf meiner Webseite ein Video ansehen, in dem ich diese Zusammenhänge noch einmal ausführlicher erkläre. Grundsätzlich ist es bei der Behandlung von Menschen mit chronischen Beschwerden wichtig, das primäre Störfeld auf einer dieser Ebenen zu orten und dann auch zu behandeln.

Schätzungsweise liegen die Blockaden der primären Störfelder zu fünf bis zehn Prozent auf der strukturellen, zu 50 bis 55 Prozent auf der regulativen, zu 30 Prozent auf der psychoemotionalen und zehn Prozent auf der spirituellen Ebene. Das bestätigt sich mir immer wieder. Manchmal haben die Patienten natürlich auch auf mehreren Ebenen Probleme. Auf Bayerisch sagt man dann: „Man kann Läus und Flöh haben." Aber meiner Erfahrung nach ist das primäre Störfeld immer mitzubehandeln, da man sonst oft zwar Verbesserungen erzielen, aber nicht zu einer grundsätzlichen Heilung kommen kann.

Durch die zahlreichen neuen Patienten habe ich in den letzten fünf Jahren so viele ungewöhnliche Lebensgeschichten und Symptomkomplexe gehört und gesehen, dass wir manchmal auch nicht immer gleich den richtigen Schlüssel zum entsprechenden Schloss des Patienten finden. Dies ist natürlich stets ein Anreiz, sich mit anderen Behandlungsmethoden auseinanderzusetzen und diese zu erlernen. So habe ich zum Beispiel zusammen mit meiner Tochter Marie, die seit fünf Jahren mit mir in der Praxis arbeitet, begonnen, mich in die Mitochondrien-Therapie einzuarbeiten. Inspiriert hat uns dabei das Buch des Internisten und Umweltmediziners Dr. Bodo Kuklinski „Mitochondrien – Symptome, Diagnose, Therapie". Denn gerade, wenn der Energiestoffwechsel in den Zellen blockiert ist, hat das umfängliche Konsequenzen auf unsere Gesundheit. Kennt man jedoch die Zusammenhänge, dann weiß man, was man unterstützend tun kann, damit die Patienten wieder in ihre Balance kommen.

Um bei der nun folgenden Beschreibung wiederkehrender Krankheitsbilder einer gewissen Struktur zu folgen, beginne ich mit der Kopfregion und arbeite mich von oben nach unten – also über die Brust- und die Bauchregion zum Becken – vor. Zum Schluss gehe ich auf das Immunsystem ein und zeige anhand wirklich kurioser Fälle, wie sehr äußere Einflüsse auf unsere Gesundheit und unser Wohlbefinden wirken.

Doch jetzt als Erstes der Kopf und die in dieser Region am häufigsten auftretenden chronischen Beschwerden, wie Kopfschmerzen, Migräne, Schwindel, Halswirbelsäulen-Syndrom, und welche möglichen Wechselwirkungen dabei von unseren Zähnen ausgehen können.

3. Die Kopfregion

Als Kopfregion bezeichne ich grob alles – vom Schlüsselbein ausgehend nach oben. Für dieses Kapitel stelle ich die vier häufigsten chronischen Beschwerden dieser Region vor. Das sind: Kopfschmerzen, Migräne, Schwindel und das Halswirbelsäulen-Syndrom.

Kommt es zu Schmerzen, haben es sich viele Menschen zur Angewohnheit gemacht – wie sie das jahrelang von regelmedizinischen Behandlungen her kennen –, eine Schmerztablette zu nehmen. Viele sprechen in diesen Zusammenhang auch von „einwerfen". Tritt eine Linderung ein, geben sich Patient und Mediziner damit oft schon zufrieden. Kehren die Schmerzen und Symptome ohne Anzeichen von Besserung wieder, verschreibt der Arzt erneut Schmerzmittel, die der Patient häufig kritiklos und als einzig gesundmachendes Mittel nimmt. Treten die Symptome immer wieder auf, werden von den Kollegen meist MRTs und Computertomogramme angefertigt, um einen Tumor auszuschließen. Was in der Regel glücklicherweise nicht die Ursache ist. Auch EEGs, vom Neurologen durchgeführte Nervenuntersuchungen, lassen ebenfalls keine Erkrankung erkennen und selbst der Orthopäde findet möglicherweise außer einer Steilstellung der Halswirbelsäule keine weiteren Auffälligkeiten. Da stellt sich natürlich die Frage: Was bleibt dem Patienten dann noch übrig? Im schlimmsten Fall fügt er oder sie sich in das zunehmend chronisch werdende Leiden.

Müde davon, immer wieder zu hören: „Wir finden nichts, das muss sicher psychisch sein. Haben Sie schon mal überlegt, zum Psychiater zu gehen?"

Das ist für viele dann die finale Bankrotterklärung, aufzugeben und nicht mehr weiter nach den Ursachen zu forschen. Oftmals aber wurde nach dem wahren Auslöser ihrer Beschwerden gar nicht geforscht. Welcher Auslöser das sein kann, darauf gehe ich nun, geordnet nach Symptomen, näher ein, und auch darauf, wie Sie diesem am besten auf die Spur kommen und was Sie in Akutsituationen machen können, ohne nur auf das schnellwirkende Antimittel zurückzugreifen. Schließlich gibt es jede Menge Hausmittel und einfache Tipps, Schmerzen anders zu Leibe zu rücken als mit Antimitteln. Denn wie sagte auch schon der Künstler Francis Picabia (1879–1953): „Der

Kopf ist rund, um das Denken zu ändern." Und das gilt nicht nur für den Kopf, auch wenn wir mit ihm und typischen chronischen Beschwerden in diesem Teilbereich des Organismus beginnen.

Kopfschmerzen

Wer regelmäßig von Kopfschmerzen geplagt ist, weiß, dass dies unterschiedliche Ursachen haben kann. Dass etwa Verspannungen sie hervorgerufen, aber auch Stress, ein Wetterumschwung, Lärm oder ein langer Abend, bei dem Alkohol im Spiel war. Fachleute unterscheiden über 200 verschiedene Formen, da die gefühlten Symptome divers und komplex sein können. Sie werden als Ziehen, Stechen, Pochen beschrieben – vorne, hinten, seitlich, anhaltend oder nur bei Bewegung. Und sie können einen regelrecht umwerfen. Manche Patienten haben Phasen, in denen sie pro Woche mindestens zwei Ibuprofen 600 schlucken, weil sie sonst ihren Alltag nicht bewältigen könnten. Laut einer Studie der DAK leidet bereits jeder Dritte an regelmäßigen Kopfschmerzen. Einer solchen Person würde ich schon chronische Kopfschmerzen attestieren. Mit diesem wiederkehrenden Symptom möchte uns unser Körper ähnlich wie mit einem Signal darauf aufmerksam machen: „Hier ist etwas nicht im Lot!"

Was das sein kann, dafür will ich Ihnen nun mögliche Ursachen schildern, an die Sie bislang vielleicht noch nicht gedacht haben.

Grundsätzlich an dieser Stelle der Gedanke: Haben Sie sich schon mal gefragt, was in Ihrem Kopf vor sich geht? Löst eventuell eine bestimmte Sorge eine gedankliche Blockade aus, oder ist es das Gefühl, dass etwas Sie an Ihre Grenze bringt …? Ein derartiges Nachforschen kann Ihnen erste Hinweise auf das liefern, was den Schmerzen wirklich zugrunde liegt. Hatten Sie am Vortrag getrunken, ist Ihnen die Ursache natürlich bekannt. Doch meistens sind die Ursachen alles andere als derart offensichtlich. Vor allem, wenn es sich um wiederkehrende Kopfschmerzen handelt.

W-Fragen, um die Symptome einzugrenzen

Treten Kopfschmerzen immer wieder ohne einen konkreten Anlass auf, gilt es, sich zunächst die sogenannten W-Fragen zu stellen: "Wie lange schon plagen mich derartige Kopfschmerzen?" „Welche Hinweise gibt es zum Beispiel auf zeitliche Zusammenhänge mit anderen Ereignissen?" Um Ihnen diesen Punkt und die Zusammenhänge zwischen Symptom und möglichen Ursachen stärker zu verdeutlichen, hier ein Beispiel.

Von den ostfriesischen Inseln kam eine Frau zu mir in die Behandlung und erzählte mir, dass sie seit zwei Jahren unter heftigen Kopfschmerzen leide. Diese seien nach einer Zahnbehandlung erstmals aufgetreten. Ich war zunächst verwundert, weil sie mir damit bereits einen eindeutigen Zusammenhang mit der Zahn-OP geschildert hatte. Ich fragte sie, wie ihr Zahnarzt auf diesen Hinweis reagiert hatte. Der Kollege hatte ihr daraufhin mehrmals bescheinigt, dass seine Arbeit das gewünschte Ergebnis erzielt und er sich nichts vorzuwerfen hätte. Da die Patientin nicht nachließ und sich über die anhaltenden Kopfschmerzen beklagte, glaubte er, ihrem Leiden ein Ende zu bereiten, und tötete mit einer Wurzelbehandlung den Nerv ab. Daraufhin wurden die Kopfschmerzen kurzfristig besser, doch nach einiger Zeit beobachtete die Patientin zusätzliche Gelenkschmerzen in beiden Händen. Weder sie noch ihre behandelnden Ärzte wussten, wodurch diese Symptome ausgelöst wurden. Bei der Schilderung ihres Leidensweges, drängte sich mir ein direkter Zusammenhang mit ihrer damaligen Zahn-OP auf. Für weitere Gewissheit ist es solchen Fällen von großem Nutzen, eine sogenannte Testinjektion durchzuführen. Dabei habe ich den entsprechenden Zahn mit einem Lokalanästhetikum angespritzt, und die Beschwerden waren sofort besser.

Bei diesem Fall sieht man, dass uns der Körper mit seinen Hilferufen auf etwas aufmerksam machen will. Denn genauso wenig empfehlenswert, wie es ist, Kopfschmerzen einfach mit Schmerzmitteln zu behandeln, ist es, immer lauter werdende Hilfeschreie abzuschalten, indem man zum Beispiel den Nerv eines Zahns abtötet. Nachdem der wurzelbehandelte Zahn schließlich entfernt wurde, waren sowohl die Kopfschmerzen als auch die Gelenkschmerzen verschwunden. Denn Zähne spielen als Störfeld oftmals eine zentrale Rolle innerhalb unserer Gesundheit. Und um den Schmerz wirklich an seiner Wurzel zu packen, gilt es, diese Wurzel und damit die Ursache zu finden. Das beginnt bei den W-Fragen.

In meinem Anamnese-Fragebogen werden zu Kopfschmerzen folgende W-Fragen gestellt: Neben – wie schon angesprochen – der Frage nach dem Zeitpunkt: „**Wie lange** machen sich die Beschwerden schon bemerkbar?“ und „**Welche Hinweise** gibt es auf zeitliche Zusammenhänge mit anderen Ereignissen? Auch ist die „**Wo?”-Frage** sehr wichtig. Aus der Akupunktur kennen wir die Meridianverläufe – sogenannte Energiestraßen. Sie durchziehen den gesamten Körper und geben uns Hinweise auf wichtige Zusammenhänge. Treten Kopfschmerzen beispielsweise seitlich auf und ist der Patient auch empfindlich gegen Zugluft, deutet das oftmals auf eine Störung entlang des Leber-Gallen-Meridians hin. Dieser verläuft seitlich vom Kopf bis zum kleinen Zeh und ist bestimmten Zähnen zugeordnet – nämlich beiden Eckzähnen im Ober- und Unterkiefer. Folglich sind nicht selten auch Gallensteine die Ursache für Kopfschmerzen.

Vor allem sind es die sogenannten stummen Gallensteine, die, auch wenn man sie nicht spürt, Kopfschmerzen verursachen können. Daher rate ich bei Seitenkopfschmerzen, immer auch einen Blick auf die Galle zu werfen. Bei der Frage „**Wie oft?**” lassen sich ebenfalls zeitliche Zusammenhänge erkennen. Viele Frauen zum Beispiel haben zwei Mal im Monat Kopfschmerzen. Bei genauer Analyse stellt sich heraus, dass die Schmerzen immer um den Eisprung oder um das Einsetzen der Periode auftreten. Oder sowohl als auch, und diese Erkenntnis deutet einen hormonellen Zusammenhang an. Das heißt, durch die Gabe von Hormonen wie zum Bespiel der Pille werden Kopfschmerzen gerade bei jungen Frauen oft beeinflusst. Aber auch Operationen im Unterleib oder Schwangerschaften können Kopfschmerzen, die immer im Zyklusverlauf auftreten, ursächlich auslösen. Da kann oft eine neuraltherapeutische Behandlung Abhilfe schaffen.

Antworten auf die Frage: „**Wann** treten die Kopfschmerzen vor allem auf?” lassen weitere Hinweise auf mögliche Ursachen erkennen.

Ein Beispiel: Eine Patientin hatte immer nur nachts Kopfschmerzen. War sie im Urlaub, ebbten diese nach wenigen Tagen ab. Das konnte natürlich auf die Entspannung im Urlaub hindeuten. Gleichzeitig riet ich ihr abzuklären, ob ihr Schlafplatz zuhause möglicherweise durch eine störende Ursache beeinflusst würde. Ein Geopathologe, der den Schlafplatz auf Störungen wie Wasseradern oder Elektrosmog prüfte, fand an ihrem Schlafplatz eine Wasserader. Meine Patientin hat daraufhin ihr Bett verschoben – und so kurios sich das anhören mag – die Beschwerden waren wie weggeblasen und sie konnte auch zu Hause wieder durchschlafen.

Eine andere Patientin berichtet auf die „Wann?"-Frage von wiederkehrenden Kopfschmerzen im Büro. Nach konkreten Rückfragen schilderte sie Probleme mit ihrem Chef, die für mich ein klares Indiz für eine Störung auf der psychoemotionalen Ebene waren. Bei einer anschließenden Psycho-Kinesiologie-Sitzung stellte sich heraus, dass sie ein Kindheitstrauma in Verbindungen mit ihrem Vater hatte. Ihre fünf Jahre ältere Schwester hatte den Vater damals so enttäuscht, dass er daraufhin zwei Jahre kein Wort mehr mit der Älteren sprach. Das hatte sich im Unterbewusstsein meiner Patientin so stark eingeprägt, dass sie sowohl den Vater als auch vaterähnliche Figuren auf keinen Fall verärgern wollte. Traten dennoch Probleme mit vaterähnlichen Menschen wie Vorgesetzten oder Lehrern auf, reagierte ihr Körper sofort mit Kopfschmerzen als Warnsignal. Diese Kopfschmerzen lösten wir gemeinsam durch eine Entkopplung von Trauma und dem dazugehörigen Gefühl.

Bei einer solchen zweistündigen Psycho-Kinesiologie-Sitzung decken Therapeut und Klient oder Klientin zuerst das Trauma auf, dann entkoppeln wir diese schlimme Situation vom dazugehörigen Gefühl. Wir versuchen also, Bilder mit einem positiven Gefühl heraufzubeschwören und lassen entsprechende positive Glaubenssätze den Betroffenen während eines Trainingsprogramms ins Unterbewusstsein einsinken.

Bei dieser Klientin lauteten die Sätze: „Ich darf Fehler machen – Ich bin liebenswert". Bei diesem Trainingsprogramm wurden dann die alten Erfahrungen neutralisiert und die inneren Glaubenssätze überschrieben.

Um genau die Ursache ihrer wiederkehrenden Kopfschmerzen zu ergründen – denn es gibt zig weitere, wie Sie sich denken können – ist es entscheidend, die W-Fragen anzuwenden. Sie helfen, die Nadel im Heuhaufen zu finden. Auf Basis meiner langjährigen Erfahrung als Ganzheitsmediziner begegneten mir folgende Ursachen für chronische Kopfschmerzen sehr häufig:

Zähne, Atlas & Co. – die häufigsten Ursachen chronischer Kopfschmerzen

- Zahnstörfelder (Wurzelbehandlung, Zähneknirschen, bestimmte Metalle als Zahnfüllungen)

- Verschiebung eines Halswirbelsäulen-Gelenks
- Atlasblockade
- Sehschwäche
- Vitamin- oder Elektrolytmangel
- geopathologische Ursachen
- Schlafstörungen
- ungelöste psychische Konflikte
- Gedankenblockaden

Eine lange Liste! Nun sind Sie gefragt, zu reflektieren, was es bei Ihnen möglicherweise sein könnte.

Wir sind – und da werde ich in diesem Buch nicht müde, das immer wieder zu erwähnen – fähig, uns durch Erkenntnis zu heilen. Und je öfter uns das gelingt und je besser wir unseren Körper verstehen lernen, desto sicherer werden wir. Denn Heilung und Gesundwerden gehen zunächst einmal bei uns selbst los – bei unserem Glauben an uns selbst! Haben wir für uns erkannt, woher unsere Beschwerden rühren, sehen wir uns nach entsprechenden Therapeuten um und lassen eine fundierte Ursachenbehandlung durchführen.

Glauben Sie an sich und Ihre Gesundheit

Die eigene Einstellung macht viel aus, ob die Behandlung zum Ziel führt oder nicht. Auch wenn ich sehr gut nachvollziehen kann, dass Patienten und Patientinnen nach einer gewissen Zeit des Nicht-Findens der Ursachen nicht mehr so recht an ihr Gesunden glauben. Fast resigniert höre ich gelegentlich den Satz: „Ich komme nur zu Ihnen, weil ein Freund Sie mir empfohlen hat. Aber was wollen Sie denn anderes machen? Ich war ja schon bei so vielen Ärzten und nichts hat etwas gebracht.“ Andere, die sogenannten „Koryphäen-Killer“, versuchen die Meinungen der verschiedenen Kollegen gegeneinander auszuspielen, sind oft sehr belesen und glauben, schon alles über sich und die Erkrankung zu wissen. Ich kann diesen Menschen dann nur klarmachen, dass ich ihnen Ratschläge gebe und sie sich überlegen können, ob sie diese befolgen wollen – die Veränderung ihres Zustandes kann ihnen dabei als Gradmesser dienen. Auf diesem Weg können sie selbst entscheiden, ob sie dem eine Chance geben, indem sie zum Beispiel Buch darüber führen, welche Veränderungen sie feststellen, oder ob sie ihre Reise von einem Therapeuten zum nächsten fortsetzen wollen. Doch jene Menschen haben die größten Erfolgsaussichten, die an sich glauben und wirklich etwas verändern wollen.

Daher, glauben Sie an sich und hören Sie auf Ihren Körper!

Tipps und Hausmittel zur Behandlung akuter Kopfschmerzen

Während Sie den Hilferufen Ihres Körpers nachgehen, möchte ich Ihnen bewährte Hausmittel und Tipps an die Hand geben, die Ihnen im Notfall Linderung verschaffen können – ohne auf ein Aspirin, also auf ein Anti-Kopfschmerzmittel, zurückgreifen zu müssen.

Wasser trinken und ansteigende Fußbäder. Bei Kopfschmerzen helfen vor allem zwei Dinge: Wasser trinken (mindestens zwei Liter pro Tag) und ansteigende Fußbäder. Das heißt, Sie stellen eine kleine Plastikschüssel mit warmem Wasser, in der Größe, dass Ihre Füße darin bequem Platz finden, in die Badewanne oder Dusche. Dann lassen Sie so lange heißes Wasser zulaufen, bis Sie die Temperatur kaum mehr aushalten. Haben Sie sich an diese Temperatur gewöhnt, lassen Sie wieder heißes Wasser zulaufen. Diesen Vorgang wiederholen Sie insgesamt zehn bis 15 Minuten. Dabei kommt es nicht auf Ihre Beine, sondern nur auf die Fußsohlen an. Und: Bei dem Vorgang bitte die Füße nicht aus dem Wasser nehmen. Anschließend reiben Sie sich Ihre Fußsohlen mit ein bis zwei Tropfen Melissenöl ein, ziehen Wollsocken an und legen sich ins Bett. Das entspannt und kann Kopfschmerzen oftmals schnell vertreiben.

Magnesium. Bei Kopfschmerzen, die aus dem Nackenbereich ausstrahlen, hilft meist Magnesium. Ich verordne hier oft Magnerot, ein Orotatsalz von Magnesium, da dies nicht so leicht Durchfall auslöst wie andere Magnesiumsalze. Man kann in den meisten Fällen dann mehr Magnesium zuführen, was im akuten Fall ja wichtig ist. 3-mal 2 Tabletten davon für eine Woche verbessert die Beschwerden oftmals sehr.

Progressive Muskelentspannung nach Jacobsen. Menschen mit übermäßigem Stress empfehle ich gerne diese Entspannungsmethode. Sie geht auf den US-amerikanischen Arzt Edmund Jacobsen (1888–1983) zurück. Er brachte seinen Patienten bei, wie sie mit gezielten Übungen bewusst und willentlich ihren Körper an- und entspannen konnten, um Muskelspannungen abzubauen, Schmerzzustände zu verringern und zu einer verbesserten Körperwahrnehmung zu gelangen.

Legen Sie sich dazu am besten auf einer Yogamatte auf den Boden und achten Sie darauf, dass Sie ungestört sind. Dann lenken Sie als Erstes Ihre Aufmerksamkeit auf Ihren Atem und beobachten, wie sich Ihr Bauch und Ihr Brustkorb beim Ein- und Ausatmen heben und senken. Nun heben Sie zum Beispiel den linken Fuß und spannen diesen, so sehr Sie können, für etwa zehn Sekunden an. Lassen Sie die Anspannung abrupt los und beobachten Sie, wie sich Ihr Fuß entspannt. Nehmen Sie sich für diese Wahrnehmung ruhig bis zu einer Minute Zeit. Wiederholen Sie diesen Vorgang für jeden einzelnen Körperbereich, von den Füßen über die Unterschenkel, die Oberschenkel, den Po, den Rücken, den Bauch, die Hände, die Arme, die Schultern, den Nacken bis in Ihr Gesicht. Spüren Sie ein paar Minuten nach und beobachten Sie, wie sich jede Körpergruppe entspannt anfühlt. Wiederholen Sie diese Technik mehrmals die Woche, um die Muskelentspannung zu verbessern.

Tigerbalsam oder Teebaum-Öl. Bei Spannungskopfschmerzen helfen altbewährte Mittel wie Tigerbalsam oder Teebaum-Öl, das Sie sich an die Schläfe reiben.

Zinkum Hevert und Avena Sativa. Bei Schlafstörungen und psychischen Beschwerden helfen die Globuli Calmvalera C 30 oder Avena Sativa C 30. Bei Avena Sativa ist es der entspannungsfördernde Wirkstoff vom Hafer in homöopathischer Form – wir kennen ja, vor allem die Reiter, auch den Ausspruch, mich sticht der Hafer –, denn Hafer in Reinform stachelt an. Im akuten Fall sind 4-mal 10 Globuli gut. Zinkum Hevert wäre ein Komplexpräparat gerade für Menschen, die ständig unter Strom stehen und leicht Gefahr laufen, in einen Burnout zu geraten. Hier wäre es gut 4-mal 2 Tabletten zu lutschen.

Sinusitis Hevert und Sinupret. Sind die Kopfschmerzen infektiöser Art, etwa bei Nasennebenhöhlenentzündungen, versprechen die in der Apotheke erhältlichen und nicht verschreibungspflichtigen Präparate Sinusitis Hevert oder Sinupret Linderung. 4-mal 2 Tabletten am Tag, drei Tage lang, bis die Nasennebenhöhlen wieder frei sind.

Migräne

Migräne ist ein schwerwiegendes Leiden. Es beginnt oftmals in der Kopfregion und kann sich auf den ganzen Körper mit Beschwerden ausdehnen. Da es eine neurologische Erkrankung ist, können die Symptome sich auf das gesamte Nervensystem niederschlagen. Bei Migräne beklagen Betroffene einseitige Kopfschmerzen – links wie rechts. Meist flankiert von Begleiterscheinungen wie Übelkeit, Lichtempfindlichkeit, Seh- und Sprechstörungen. Und jegliche Form von Aktivität scheint die Schmerzen nur noch zu verschlimmern. Es ist also eine unglaublich anstrengende und einschränkende Erkrankung, die den eigenen Lebensstil erheblich limitiert.

Weil die Migräne die Betroffenen fast wie ein wildes Tier aus dem Nichts anspringt und sehr schmerzhaft ist, wird sie auch als Attacke oder Anfall bezeichnet. Doch wer versucht, ihr auf den Grund zu gehen, hat gute Chancen auf Linderung.

Beispiel: Eine Patientin schilderte mir Folgendes: „Ich habe jahrelang von meiner Abiturzeit bis zu meinem 26. Lebensjahr unter extremen Migräneattacken gelitten. Spätestens jedes zweite oder dritte Wochenende lag ich komplett flach und konnte nicht mehr am Leben teilnehmen. Da Einzige, was mir geholfen hat, war, die Rollläden herunterzulassen und mich drei Tage im Dunkeln einzusperren. Was auch meinen Partner in Mitleidenschaft zog, da ich mir mit ihm eine kleine Zwei-Zimmer-Wohnung teilte. Zwei persönliche Schlüsselerlebnisse sind mir dabei in Erinnerung geblieben: Die Einnahme der Antibabypille war mir unangenehm. Mein damaliger Hausarzt sagte zu mir: „So vollgepumpt mit Hormonen zu sein, ist vergleichbar wie mit angezogener Handbremse durchs Leben zu fahren." Dieser Satz ging mir nicht mehr aus dem Kopf, weshalb ich bei meiner Verhütung auf einen sehr viel geringer dosierten Hormonring umgestiegen bin. Das hatte sofort Auswirkungen auf die Häufigkeit meiner Migräne-Attacken. Ich hatte vergleichbar schlimme Anfälle, allerdings nur noch alle ein, zwei Monate.

Mein zweites Schlüsselerlebnis kam im Anschluss an einen besonders stressigen Tag. Ich wurde plötzlich wieder extrem lichtempfindlich, zittrig, bekam Kopfschmerzen und in diesem speziellen Fall fühlte sich meine gesamte linke Körperhälfte taub an und begann zu kribbeln. Von den Fingerspitzen aus hat sich das Kribbeln über meine gesamte Körperhälfte ausgebreitet, und nach etwa einer Stunde habe ich selbst im kleinen Zeh nichts mehr gespürt. Daraufhin schrillten bei mir sämtliche Alarmglocken, da ich dies als massives Warnsignal für einen Schlaganfall deutete. Ein MRT-Scan im Krankenhaus stellte Vernarbungen im Hirn fest, die auf die massiven, jahrelangen Migräne-Attacken zurückzuführen waren. Spätestens nach diesen Aha-Momenten wurde mir klar, dass auch Migräne keine Ursache, sondern ebenfalls ein Symptom ist und eine Behandlung für ein beschwerdefreies Leben unabdingbar."

Migräne kann auf allen vier Ebenen auftreten

Der Hauptunterschied zwischen Migräne und normalen Kopfschmerzen ist, dass Migräne mit Verkrampfungen oder plötzlichen Entspannungszuständen der Gefäßmuskulatur in der Kopfregion einhergeht. Die Gefäßmuskulatur wird vom vegetativen Nervensystem gesteuert. Das bedeutet, sie kann nicht selbst kontrolliert und damit eine Verkrampfung oder Entspannung unterbunden werden, wie beispielsweise die Rötung im Gesicht bei Scham.

Unser vegetatives Nervensystem reagiert auf die verschiedensten Einflüsse auf allen vier Ebenen. Mit der Frage: „Wie lange?" lässt sich herausfinden, ob es sich um eine Migräne seit dem Kindesalter handelt oder ob sie auf Faktoren, die mit dem Älterwerden zu tun haben, zurückzuführen ist. Oder auf eine in der Vergangenheit liegende Operation. Oftmals löst auch ein Trauma auf der psychoemotionalen Ebene Stress aus, die sich in der Verkrampfung der Gefäßmuskulatur äußert.

Ein Beispiel: Ein 12-jähriger Junge litt nachts häufig unter Migräneanfällen mit typischen Begleiterscheinungen wie Übelkeit. Es stellte sich heraus, dass er grundsätzlich große Angst vor Dunkelheit hatte. Nach weiterer Befragung erzählte er mir von einem Erlebnis, das er als sehr tragisch empfunden hatte. Als er etwa vier Jahre alt war, spielte er mit einem Freund in einem gruseligen Keller. Da fiel die Tür plötzlich zu und das Licht ging aus. Die zwei waren zu klein, um an den Lichtschalter zu kommen und die Tür zu öffnen. Seit diesem Ereignis löst Dunkelheit in dem mittlerweile pubertierenden Jungen Angst und Störungen in seinem vegetativen Nervensystem aus. Ich gab ihm Übungen, sozusagen als Hausaufgabe. Er sollte sich ein Erlebnisbild vorstellen, in dem er sich gut und geborgen gefühlt hat. Dann könnte er das damit verbundene wohlige Gefühl immer wieder spüren. Dieses Erlebnisbild hatten wir zuvor gemeinsam gefunden. Außerdem sollte er sich Bilder vorstellen, bei denen er auch bei Dunkelheit etwas Schönes fühlen kann, zum Beispiel mit den Eltern oder Freunden am Lagerfeuer etc. zusammenzusitzen. Auch gab ich ihm die Aufgabe, sich am Himmel seinen Stern zu suchen, der ihn beschützt und den er immer besuchen kann – mit dem Ziel, sich auch nachts sicher, geborgen und stark zu fühlen. Dabei sollte er mit seinen vor der Brust leicht gekreuzten Händen über seine Arme von den Schultern bis zu den Ellenbogen streichen und wieder zurück. Diese psychosensorische Technik nennt sich „Havening“ und bedeutet aus dem Englischen abgeleitet „Hafen“. Durch die Berührung der Arme entsteht ein Geborgenheitsgefühl, das als Heilmittel in Stresssituationen dienen kann. Gleichzeitig empfahl ich dem Jungen, dabei den Satz zu sagen „Ich fühle mich wohl“. Und tatsächlich hörten nach einer gewissen Trainingszeit die nächtlichen Migräneschübe auf.

Welche Ebene bei Migräne behandelt werden muss, zeigt mir, wo genau Patienten die Beschwerden lokalisieren. Viele berichten mir von einseitiger Migräne: „Vom Nacken ausgehend, stechende Schmerzen hinter dem Auge“, und ganz selten ist von „beidseitiger Migräne“ die Rede. Mit der konkreten Angabe zum „**Wo?**” können wir nach den unterschiedlichen Ursachen forschen.

- **Einseitige Migräne** geht häufig mit einer Atlasblockade einher, die man leicht kinesiologisch austesten kann. Dazu drückt man an den Atlas und schaut, ob er der Unruhestifter ist oder nicht. Ein Sturz, ein Schleudertrauma oder eine Intubation, das heißt, dass ein Schlauch in die Luftröhre eingeführt wurde –, all das kann eine Atlasblockade auslösen. Diese sollte ein Fachmann manuell lösen.

- Migräneschmerzen, die vor allem aus dem Nacken nach oben ausstrahlen, sind in den meisten Fällen auf psychischen oder zellulären Stress zurückzuführen. Zellulärer Stress, also Stress, der von den Zellen ausgeht, beruht oftmals auf Schlaf- oder Magnesiummangel. Hier gilt es, nach einer entsprechenden Blutuntersuchung, die Defizite auszugleichen. Bei psychischem Stress teste ich Alarmpunkte aus: Die für die Psyche liegen beispielsweise auf dem Dickdarmmeridian oder auf dem Blasenmeridian.

- Stechende Migräneschmerzen hinter dem Auge hängen meist mit dem Leber-Gallen-Meridian zusammen. Beispielsweise weil ein wurzelbehandelter Eckzahn oder eine entsprechende Entgiftungsstörung der Leber für Blockaden sorgt und den Energiefluss hemmt.

- Bei beidseitiger Migräne bestehen sehr häufig Probleme in der Halswirbelsäule oder in der Zahnstellung, etwa durch eine kieferorthopädische Behandlung.

Was die **W-Fragen** noch enthüllen: Durch die Antwort auf die Frage: „**Wie oft?**" kann ich Rückschlüsse auf biologische Rhythmen ziehen. Schließlich tritt Migräne laut einer aktuellen Erhebung des Robert-Koch-Instituts bei Frauen mit 14,8 Prozent mehr als doppelt so häufig auf wie bei Männern mit nur 6 Prozent. Oftmals hängen die massiven Attacken mit dem weiblichen Zyklus zusammen. So haben manche Patientinnen zwei Mal im Monat, bei Eisprung und ihrer Periode, Migräne, andere nur beim Einsetzen der Periode. Für die Behandlung ist es ausgesprochen wichtig, die Hormonwerte je nach Zyklusphase zu bestimmen und gegebenenfalls eine gezielte Hormontherapie durchzuführen. Vermutet man eine hormonelle Ursache, dann lassen neuraltherapeutische Testinjektionen entsprechende Rückschlüsse zu. Setze ich Quaddeln – das heißt, ich injiziere ein Lokalanästhetikum – über den Eierstöcken in die Haut oder mache eine Injektion an die Schilddrüse – über die Schilddrüse lässt sich das Hormonsystem sehr leicht beeinflussen –, dann verschwinden die Beschwerden meist sofort.

Spätestens hier wird klar, dass die Migräneschübe hormonell bedingt sind, was bei vielen Frauen die Ursache ihrer Symptome ist. Versiegen die Schmerzen mit dieser Maßnahme, ist der Zusammenhang klar nachgewiesen. Die Einnahme der Pille als hormonelles Verhütungsmittel stört oft den weiblichen Rhythmus und den natürlichen Auf- und Abbau der Geschlechtshormone. Gleichzeitig ist sie nach dem Eisprung für einen erhöhten Östrogenspiegel verantwortlich, wodurch Störungen im vegetativen Nervensystem und somit Migräne angestoßen werden können.

Natürlich kann Migräne auch zeitliche Rückschlüsse auf die Ursachen geben. „Wann tritt die Migräne verstärkt auf?“ Häufig klagen Patientinnen über typische Symptome am Wochenende oder bei Urlaubsbeginn. Das gibt uns einen Hinweis darauf, dass mit dem Abfallen des Adrenalinspiegels durch geringeres Stresslevel und die damit einhergehende Gefäßentkrampfung Migräne ausgelöst werden kann. Die Erklärung: Adrenalin spannt uns und unseren Muskeltonus an und kann eine Bereitschaft zum Verkrampfen fördern. Sinkt das Stresshormon ab, entkrampft unsere gesamte Muskulatur – auch die der Gefäße, und so löst das rapide Abfallen des Adrenalin-Levels einen Migräne-Anfall aus. Eine optimale Therapie für diese Form der Migräne sind alle Maßnahmen zur Stressreduktion etwa:

- Progressive Muskelentspannung nach Jacobson (Beschreibung siehe unter Kopfschmerzen),
- regelmäßige moderate Bewegung – selbst wenn Sie nur 30 Minuten am Tag spazieren gehen,
- mindestens sieben Stunden regenerierender Schlaf und
- Verzicht auf Nikotin, Koffein und Zucker. Denn diese Inhaltsstoffe haben einen direkten oder indirekten Einfluss auf die Gefäßmuskulatur, die sie erweitern beziehungsweise verengen. Bei Zucker zum Beispiel weckt Insulin, um Zucker abzubauen, den Gegenspieler Adrenalin. Folglich ist es nicht verwunderlich, wenn Sie bei erhöhtem Verlangen nach Süßem etwas Stressiges machen müssen, um den erhöhten Insulinspiegel, der daraus resultiert, auszugleichen.

Die Top-5-Auslöser von Migräne

Migräne-Kopfschmerzen treten meist mit einer Vielzahl an Begleiterscheinungen auf, beispielsweise mit Übelkeit, Erbrechen, Lichtsensibilität, Sehstörungen wie Augenflimmern, mit Schwindel und sogar Störungen des Sprachzentrums. Die Hauptursache lässt meist Rückschlüsse auf hormonelle Veränderungen zu. Wenn wir uns wieder von oben nach unten arbeiten, gibt es zusammenfassend folgende fünf Störfelder, die die Schmerzen auslösen:

1. Atlasblockade
2. vermehrter Stress (psychisch oder zellulär)
3. ungelöste psychische Konflikte
4. ernährungsbedingte Auslöser, etwa eine Nahrungsmittelunverträglichkeit
5. hormonelle Dysbalance

All diese Ursachen führen zu einer Beeinflussung der Gefäßmuskulatur über das vegetative Nervensystem, deshalb sollte die Problematik hier auch behoben werden. Im akuten Schmerzfall gibt es glücklicherweise dennoch Hausmittel, die eine kurzfristige Linderung der Symptome bewirken können.

Tipps und Hausmittel im Akut-Fall

Triptane, gefäßverengende und schmerzlindernde Akut-Mittel, die von der Regelmedizin bei Migräne verschieben werden, helfen auf Dauer nicht weiter. Sowohl Entspannungstechniken wie Yoga, progressive Muskelentspannung nach Jacobson oder Sport sind weitaus nachhaltiger, um das Übel an der Wurzel zu packen, als Pillen zu schlucken. Auch das Umstellen von Lebensroutinen, zum Beispiel das Praktizieren eines Morgenrituals wie Meditation oder Qi Gong, mit dem Fahrrad zur Arbeit zu fahren oder eine andere Work-Life-Balance einzuführen, sind hilfreich, um mehr Entspannung im Alltag zu verankern.

- Im akuten Fall können **ansteigende Fußbäder** helfen. Wie diese anzuwenden sind, habe ich bereits auf Seite 32 beschrieben.

- **Vitamin B2** ist ebenfalls ein probates Mittel. Es wurde früher auch Vitamin G genannt und ist ein wasserlösliches, sehr lichtempfindliches Vitamin, das an der Energiegewinnung beteiligt ist. Daneben dient es dem Zellschutz und spielt bei der Bildung roter Blutkörperchen eine Rolle. Es ist vor allem in Innereien, Seelachs, Makrele und Milch- sowie Vollkornprodukten enthalten, aber auch in Gemüse wie Brokkoli und Rosenkohl. Ist das Depot an Vitamin B2 leer, gilt es, dieses wie einen Tank über einen längeren Zeitraum wieder aufzufüllen oder im Akutfall zwei Tabletten einzunehmen.

- **Akupressur,** also eine kleine Massage an den Schläfen, ist auch ein bewährtes Mittel, um Migräne zu lindern. Weil es entspannend wirkt.

- **Kühlende Eis-Pads** können ebenfalls Schmerzen dämpfen. Denn Eis verengt die Gefäße. Um die Haut zu schonen, das Kühlpad aus dem Eisfach vorher in ein Geschirrtuch wickeln und an die Schläfenpunkte halten.

- **Spascupreel** kann bei Gefäßverkrampfungen auch entspannend wirken. Es ist ein homöopathisches Arzneimittel, das insbesondere zur Behandlung von Muskelverspannungen und von krampfartigen Beschwerden der Gebärmutter, des Magens, des Darms oder der Gallenblase eingesetzt wird. Bei einem Anfall jede Stunde zwei Tabletten lutschen.

- **Magnesium** ist bei Gefäßverkrampfungen, selbst bei Migräne, ein sehr hilfreiches Mittel. Von Magnarot eine Woche lang je 3-mal zwei Tabletten, in der Folgewoche 3-mal eine Tablette einnehmen.

- **Heiße Sieben**. Auch die sogenannte „Heiße 7" ist sehr wirksam. Dazu sieben Tabletten des Schüssler-Salzes Magnesium phosphoricum D6 in einem Glas mit heißem Wasser auflösen und teelöffelweise einnehmen.

- **Kein Sport**. So gut sich intensiver Sport zur Vorbeugung von Migräneattacken eignet, so schlecht ist er während eines akuten Migräneanfalls.

Schwindel

Es ist, als ob sich die Welt dreht und einem das Gefühl von Sicherheit entgleitet: Über das Symptom „Schwindel" klagen sehr viele Patienten. Schwindel ist diffus und nicht so einfach zu fassen, denn es gibt viele unterschiedliche Arten. Etwa den Drehschwindel, den Schwankschwindel, den lagerungsabhängigen Schwindel usw.

Der lagerungsabhängige Schwindel ist normalerweise leichter zu klassifizieren. Jeder kennt dieses Gefühl, das einen überraschen kann, wenn man sich abrupt aus einer gebückten Stellung in eine aufrechte begibt. Dann kann ein komisches Gefühl im Kopf entstehen, das sich wie ein Schwindel anfühlt. In den meisten Fällen handelt es sich hierbei um eine kurzzeitige Kreislaufschwäche. Sie tritt gerade bei Personen mit einem zu niedrigen Blutdruck auf oder bei Menschen, die Schwierigkeiten haben, ihren Blutdruck schnell anzupassen. Dieses Schwindelsymptom sollte, wenn es regelmäßig auftritt und zu Unsicherheit führt, mit Maßnahmen behandelt werden, die den Kreislauf unterstützen und die Gefäßmuskulatur stärken. Ansteigende Fußbäder, Rosmarinöl auf Fußsohlen oder Muskeltraining ist in einem solchen Fall hilfreich.

Ganz anders sieht es bei Dreh- und Schwankschwindel aus. Hier können die verschiedensten Ursachen dahinterstecken. Wenn Patienten zu mir kommen, denen vor allem nachts beim Liegen, wenn sie ihren Kopf auf eine Seite drehen, schwindelig wird, dann liegt die Ursache sehr oft an einer Verschiebung eines Wirbelgelenks in der Halswirbelsäule. Diese Verschiebung lässt sich zum Beispiel mit der sogenannten Dornmethode beheben. Dabei wird mit dem Daumen auf die verschobenen Wirbelkörper gepresst, und der Patient bewegt seinen Kopf wie beim „Neinsagen" hin und her; dadurch kann man den Wirbelkörper wieder in die richtige Position bringen. Gute Physiotherapeuten beherrschen diese Methode. Bei einer chiropraktischen Manipulation an der Halswirbelsäule ist jedoch große Vorsicht geboten. Diese Maßnahme sollte nur von einem sehr geübten Therapeuten durchgeführt werden. Aber eine solche Behandlung kann manchmal wie ein Wunder wirken.

Die Hals-Nasen-Ohren-Ärzte sind darauf spezialisiert, einen Lagerungsschwindel zu behandeln, bei dem der Auslöser die Verklebung von Kristallen im Innenohr ist.

Ein derartiger Schwindel lässt sich gut durch entsprechende schwunghafte Übungen mit einem Lagerungswechsel beheben. Diese schwungvollen Bewegungen lösen dann die Verklebungen der Kristalle, und für einige Zeit ist dann der Schwindel behoben. Lassen Sie sich die Übungen von Ihrem HNO-Arzt zeigen. Damit die Kristalle aber nicht immer wieder verkleben, muss auch am Säure-Basen-Haushalt in Ihrem Körper etwas verändert werden.

Es gibt aber auch Fälle, bei denen der Schwindel durch sogenannte Störfelder ausgelöst werden kann.

In Erinnerung ist mir dabei eine Patientin, die mehrere Jahre unter Schwindelanfällen litt. Sie war schon durch ganz Europa von einem Therapeuten zum nächsten gefahren – ohne großen Erfolg. Der Fall dieser Patientin ist deswegen so besonders und tragisch, da ich zwar das Störfeld lokalisieren konnte, das für den Schwindel verantwortlich war. Doch ließ sich die Ursache nicht mehr wirklich beheben. Bei dieser Patientin wurden Implantate im Oberkiefer eingesetzt. Da im Oberkiefer jedoch zu wenig Knochenmaterial wegen altersbedingter Abbauprozesse zur Verfügung stand, wurden ihr die Implantate vor einigen Jahren sozusagen mit Fremdmaterial in die Kieferhöhle einzementiert. Mit Hilfe der sogenannten W-Fragen: „Wie lange haben Sie dieses Symptom?", „Was ist vorher vorgefallen?" konnten wir das Störfeld ausmachen. Denn sie schilderte mir, dass die Schwindelanfälle nach dem Einsetzen der Implantate begannen. Diese starken Schwindelanfälle zeigten sich bei ihr in einer starken Neigung, nach rechts zu fallen. Ich infiltrierte die Implantate neuraltherapeutisch mit Procain, und in der nächsten Sekunde passierte etwas ganz Ungewöhnliches. Die Fallneigung drehte sich sofort um, und sie hatte das Gefühl, nach links zu kippen – und zwar sofort und sehr stark. Diese Reaktion ließ sich in den beiden folgenden Sitzungen wiederholen und bestärkte mich in der Annahme, dass Implantate und Schwindelattacken in direkter Verbindung standen.

Die Zementimplantate nahmen aber einen so großen Raum ein, dass es nicht mehr möglich war, sie kieferchirurgisch zu entfernen. Alternativ ließ sich dieses Störfeld nur indirekt behandeln. Wir führten eine sogenannte Mitochondrientherapie durch, bei der sie bestimmte Infusionen erhielt und erhält. Außerdem müssen wir immer wieder eine Atlasblockade behandeln, und sie bekommt Injektionen an ein sympa-

thisches Nervenstrang-Ganglion, das diesen Kopfbereich versorgt. Daneben macht sie, um einer Atlasblockade vorzubeugen, Übungen zur Stärkung der Nackenmuskulatur. Das sind isometrische Übungen in sechs Bewegungsrichtungen (siehe Merkblatt am Ende des Buchs, Seite 175) und Fratzenziehen.

Das Fratzenziehen ist schnell erklärt: Das rechte Auge blickt nach rechts oben und die Zunge streckt man dabei links außen aus dem Mund. Dann macht man die Übung in die andere Richtung, und das abwechselnd 10-mal. Selbst wenn sich in diesem Fall die Ursache nicht beheben, sondern nur verbessern ließ, konnte die Patientin – eine bayerische Geschäftsfrau – nach und nach wieder in ihr ursprüngliches Leben zurückfinden. In ihrer Maisonettewohnung konnte sie früher die Wendeltreppe, obwohl sie sich am Geländer festhielt, nicht hinuntergehen – jetzt ist sie dazu in der Lage, selbst mit einem Tablett in der Hand, die Treppe hinunterzusteigen. Außerdem traute sie sich durch die neugewonnene Sicherheit, ihren Betrieb von fünf auf zwölf Mitarbeiter aufzustocken, sodass sie heute wieder sehr intensiv arbeitet, was vorher undenkbar gewesen war. Schwindelattacken bekommt sie gelegentlich immer noch, kann sie aber besser steuern, indem sie an der Therapie festhält, isometrische Übungen macht und ihren Altas regelmäßig einrichten lässt. Da sich ihr Störfeld nicht entfernen lässt, wird sie wohl immer Behandlungen brauchen, aber sie kann wieder am Leben teilnehmen.

Ich schildere Ihnen diesen Fall deswegen, weil alle Medikamente, die ihr bis dahin gegeben wurden, an dem Symptom „Schwindel“ nichts verändert hatten. Ich konnte die Ursache zwar finden, aber nicht gänzlich ausschalten. Das passiert bei chronischen Patienten immer wieder. Gleichzeitig sind wir, wie bei dieser Patientin, damit zufrieden, wenn sich das Leben doch wieder in einen normaleren Alltag verwandeln lässt.

Seit meine Tochter bei mir in der Praxis mitarbeitet, haben wir die Dokumentation völlig neu überarbeitet. So haben wir in den vergangenen fünf Jahren auch begonnen, positives Feedback festzuhalten und eine Liste von Patienten zusammenzustellen, bei denen wir erfolgreich waren und bei denen wir es nicht waren. Bei der Durchsicht dieser Liste ist mir aufgefallen, dass bei der Behebung von Schwindelsymptomen speziell drei Ursachenfelder wichtig sind.

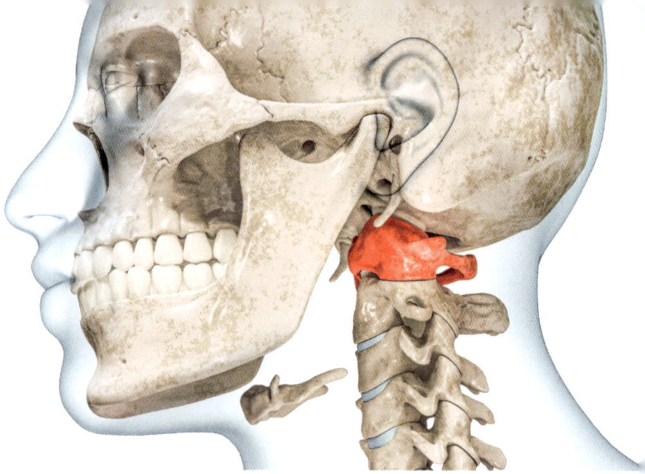

Der Altas und umliegende Zahn-Wirbel-Strukturen

Drei Störfelder, die chronischen Schwindel bedingen können

Das erste Störfeld – ich hatte es schon angesprochen – ist eine Atlasblockade. Der Atlas ist der erste Halswirbel und trägt, wie der Name schon sagt, den Kopf. Wegen dieser Funktion wurde er nach dem Titan aus der griechischen Mythologie benannt. Atlas war derjenige, der das Himmelsgewölbe auf seinen Schultern trägt, damit sie nicht auf die Erde fällt. Zusammen mit dem zweiten Halswirbel – dem Zahn – bilden beide gemeinsam das sogenannte Genickgelenk und sind für die Kopfdrehung und den Schutz der Nerven verantwortlich, die aus dem Gehirn in das Rückenmark gehen (siehe Abbildung 2).

Eine Blockade des Atlas findet man sehr oft bei Menschen, die beim Sport schwer gestürzt sind oder einen Autounfall mit Schleudertrauma erlitten haben. Sie lässt sich mit einer kinesiologischen Testung sehr schnell feststellen. Dabei drücke ich unterhalb des Ohres auf einen bestimmten Punkt an der Wirbelsäule und prüfe, ob die Arme gleichbleiben oder nicht. Findet man dabei eine Veränderung, dann liegt für mich eine Verschiebung des Genickgelenkes vor. Durch einen Atlas-Mobilisationsimpuls lässt sich der Atlas dann wieder in die richtige Position bringen. Ich nutze dazu die Vitalogie, eine Methode, deren Anwendung keiner Geräte bedarf und schnell durchgeführt werden kann. Allerdings sollte diese von einem Fachmann gemacht werden.

Das zweite Störfeld sind, aufgrund zahnärztlicher Füllungen oder Kronen verschiedene Metalle im Mund. Sie bewirken elektrische Spannung und Stromfluss. Beides kann sowohl die Gefäße beeinflussen als auch die Funktion der Halswirbelsäule. Mit einem Strommessgerät lässt sich dies schnell messen und nachweisen. Allerdings kann es, wie ich in diesem Jahr neu dazugelernt habe, auch einen galvanischen Stromfluss im Mund geben, selbst wenn der Patient nur Keramikkronen und -füllungen hat. Denn viele Keramikversorgungen sind nicht wirklich metallfrei, weil der keramische Anteil der Krone zum Beispiel auf ein Edelstahlgerüst aufgebrannt ist oder die Keramikmasse selbst Metalle enthält. Die einzige Keramik, die metallfrei ist, besteht aus Zirkonoxid. Diese neue Erkenntnis hat mich bewogen, noch genauer darauf zu achten, selbst wenn dem Patienten vom Zahnarzt gesagt wurde: Alle Metalle sind raus, sie haben nur noch Keramik im Mund.

Bei Durchsicht meiner Positivliste stellte ich bei vielen Patienten fest, dass nach Behebung des galvanischen Stromflusses im Mund – das bedeutet die Entfernung unterschiedlicher Metalle und deren Austausch gegen metallfreies Material –, die Schwindelanfälle aufhörten.

Als drittes Störfeld spielen die Zähne an sich eine große Rolle. Wurzelbehandelte Zähne oder andere chronische Entzündungszeichen im Kiefer sowie Bissveränderungen können direkt und indirekt einen großen Einfluss auf unseren Gleichgewichtssinn haben. Indirekt deswegen, weil durch sie zum Beispiel immer wieder Atlasverschiebungen ausgelöst werden, die wiederum in Zusammenhang mit Schwindelattacken stehen.

Auf diese drei möglichen Ursachengebiete muss man sich gezielt bei den Betroffenen mit chronischem Schwindel konzentrieren. Finden Sie zusammen mit Ihrem Therapeuten hier Auffälligkeiten, gilt es, diese zu beheben. So haben Sie eine große Chance, Ihren Schwindel zu verlieren.

Die häufigsten Unruhestifter in Sachen Schwindel

1. Atlasblockade

2. Wirbelgelenksverschiebungen in der Halswirbelsäule

3. Zahn- oder Kieferprobleme

4. Stromfluss im Mund

5. Kreislaufprobleme

6. Gelegentlich auch ungelöste Konflikte

Was denken Sie, trifft in Ihrem Fall zu? Haben Sie eine Ahnung? Die W-Fragen könnten Ihnen eine mögliche Richtung aufzeigen, wo es zu suchen gilt …

Tipps und Hausmittel gegen Schwindel

Der einfachste Tipp zur Linderung akuter Schwindelattacken ist, auch wenn es sich banal anhören mag:

- **Die Nase zuhalten und die Backen aufblasen**. Damit gewährleisten Sie, dass ein Druckausgleich mit den Ohren vorhanden ist und der Schwindel nicht durch einen Unterdruck im Innenohr entsteht. Sie kennen das vom Starten und Landen im Flugzeug. Kinder, die diese Strategie noch nicht durchführen können, müssen dann vor Unwohlsein ziemlich schreien.

- **Ansteigendes Fußbad**. Es verbessert eventuelle Kreislaufprobleme und stabilisiert das Körpergefühl.

- **Vertigoheel** ist ein homöopathisches Komplexmittel, mit dem sich gute Erfolge bei der Behandlung leichter Schwindelanfälle erzielen lassen. Bei einem Anfall: alle halbe Stunde eine Tablette lutschen.

- **Grimassen Ziehen**. Zunge nach rechts unten, Augen nach links oben bewegen hilft bei chronischem Schwindel, da durch diese Übungen Impulse gegeben werden, um im Gehirn neue Verknüpfungen in den Neuronen herzustellen.

- **Isometrische Übungen** helfen, die Nackenmuskulatur zu stärken. Somit beugen sie Atlasverschiebungen vor. Am Ende des Buches finden Sie ein Merkblatt dazu (Seite 175). Um eine Wirkung zu erzielen, gilt es, diese Übungen mindestens zwei Monate lang täglich anzuwenden.

• **Hirsekissen**. Schlafen Sie in der Nacht auf einem Hirsekissen, wenn der Schwindel aufgrund einer Verschiebung der Wirbelsäulengelenke in der Halswirbelsäule verursacht wird. Dank der hohen Stützkraft der Hirsekörnchen fördert das Kissen beim Schlafen nicht nur die Entspannung der Nackenmuskulatur, weil sich die Füllung Kopf und Nacken optimal anpasst. Dadurch entlastet es die Halswirbelsäule bestmöglich, zudem fördert die leichte Massagewirkung der Körnchen die Durchblutung.

• **Nackenband.** Tritt Schwindel vor allem bei Bewegung und Erschütterung auf, ist es sinnvoll, sich ein Nackenband zu besorgen. Es ist in jedem Sanitätshaus in unterschiedlichen Größen erhältlich und sollte bei besonders heftigen und unkontrollierten Bewegungen wie bei Mountainbiketouren oder beim Traktorfahren getragen werden.

Halswirbelsäulen-Syndrom

Das Halswirbelsäulen-Syndrom ist ein großer Trichter für eine Fülle von Beschwerden. Dazu gehören: steifer Hals, Schwindel, Verspannungen der Halswirbelsäule, Tennis- und Golfellenbogen sowie ebenfalls das Schulter-Arm-Syndrom, zu dem Sensibilitätsstörungen wie Kribbeln und ein Taubheitsgefühl in den Händen oder einschlafende Finger zählen. Oft wird dann von Neurologen ein Karpaltunnelsyndrom diagnostiziert, und es wird zu einer Operation geraten. Für mich stellte sich aber heraus, dass bei vielen meiner Patienten, diese Operation keinen langanhaltenden Effekt erzielte. Es kann natürlich auch sein, dass nur diese Patienten den Weg in meine Praxis gefunden haben, bei denen die OP keinen Effekt hatte. Die meisten dieser Symptome haben unterschiedliche Ursachen und werden fast immer unter dem Überbegriff Halswirbelsäulen-Syndrom oder Karpaltunnelsyndrom zusammengefasst.

Vielleicht ist es Ihnen schon aufgefallen, wie oft in der Medizin der Begriff „Syndrom“ verwendet wird. Diese Diagnose wird meistens dann gegeben, wenn man als Arzt keine Ahnung hat, welche Ursachen der Grund für Ihre Symptome sind. Es wird dann nur der Oberbegriff HWS-Syndrom verwendet, da sich die Beschwerden in der dazugehörigen Region bemerkbar machen.

In der Regelmedizin sucht man bei Beschwerden in diesem Bereich immer nach Bandscheibenvorfällen. Es lassen sich oft auch Bandscheibenvorfälle oder -vorwölbungen finden. Allerdings wird die Frage, warum sie überhaupt auftreten und immer wieder in unterschiedlichen Zeitabständen Beschwerden machen –, nicht beantwortet.

Daher werden viele dieser Patienten, wenn die Schmerzmittel und die Cortison-Behandlungen nicht mehr helfen, an den „Bandscheiben“ operiert. Ich sehe oftmals Betroffene nach mehreren dieser Operationen. Bleiben die Schmerzen dennoch bestehen, wird am Ende die gesamte Halswirbelsäule (HWS) versteift, da dies manchmal dann noch die einzige Möglichkeit für diese armen Menschen ist, sie von ihren Schmerzen zu befreien. Traurigerweise gibt es Fälle, denen selbst die Versteifung nicht geholfen hat …

Lassen Sie uns daher prüfen, welche anderen Ursachen vorliegen könnten, von denen ein steifer Hals oder Verspannungen an der HWS herrühren können. In der Regel stecken sehr oft Verschiebungen der kleinen Wirbelgelenke dahinter, ausgelöst durch Fehlhaltungen beim Schlafen, etwa durch ein schlechtes Kissen. Aber das geschieht auch durch ungünstige Bewegungen beim Sport oder in der Arbeit, beispielsweise dass eine Sekretärin, um etwas abzutippen, den Kopf ständig nach rechts dreht. Bleiben die Versschiebungen länger bestehen, können dadurch bandscheibenvorfallähnliche Schmerzen entstehen. Auch eine Atlas-Verschiebung kann zu diesen Problemen führen.

Eine dauerhafte Atlas-Verschiebung mit den entsprechenden Symptomen in der HWS stellte ich zum Beispiel bei einem Zahnarzt fest. Bei ihm konnten normale Untersuchungen wie eine Magnetresonanztomografie (MRT) im Liegen nichts Auffälliges finden. Daher habe ich ihn zu einem Upright-MRT geschickt. Wie der Name schon sagt, wird das MRT im Sitzen durchgeführt. Somit lässt sich erkennen, wie das Atlasgelenk auf Bewegungen reagiert. Bei ihm zeigte sich, dass sich der

Zahn, auf dem der Kopfdreher sitzt, beim Drehen seines Kopfes nach links, direkt ins Rückenmark hineindrehte. Das war die Ursache für seine Schmerzen gewesen. Sicher ausgelöst und verstärkt, weil er seit vielen Jahren in einer ständigen Linksdrehung seines Kopfes arbeitete, um in den Mund seiner Patienten blicken zu können. In diesem Fall war die Behandlung nicht so einfach möglich, aber diese Untersuchung stellte seine Berufsunfähigkeit als Zahnarzt fest.

Weitere Ursachen für Probleme in der HWS liegen sehr oft im Zahn-Kiefer-Bereich – entweder aufgrund permanenter Entzündungsherde, zum Beispiel durch einen wurzelbehandelten Zahn, oder durch Bissveränderungen. Diese können durch eine zu hohe Krone auftreten oder durch jahrelanges Pressen und Knirschen, das viele Menschen als Stressventil nutzen, vor allem nachts. Aber auch chronische Mandel- oder Kieferhöhlenentzündungen können für Verspannungen und Schmerzen in der HWS sorgen. Daher gilt es auch hier, als Erstes die W-Fragen abzuklären: „**Wann** treten diese Beschwerden auf?“ Und: „**Wodurch** sind die Schmerzen beeinflusst?“ Oft werden an dieser Stelle entweder Schluckbeschwerden oder eine verstopfte Nase angegeben.

Ein anderer Bereich, der mit der HWS zusammenhängt, sind die Arme, Schultern und Hände. Immer wieder kommen Patienten mit einschlafenden Händen und Sensibilitätsstörungen an den Fingern zu mir. Der Neurologe empfiehlt fast immer eine Karpaltunnel-Operation, ohne jedoch vorher nach anderen Ursachen zu forschen. Bei den meisten Patienten liegen aber die gleichen Probleme vor, die ich gerade beschrieben habe. Daher gilt es in meinen Augen, zuerst die HWS zu untersuchen und zu behandeln, bevor man eine Karpaltunnel-OP in Erwägung zieht. Dann kann es nämlich sein, dass die Beschwerden verschwinden.

Grundsätzlich sind alle Ursachen, die für Kopfschmerzen und Schwindel verantwortlich sind, immer auch beim HWS-Syndrom zu beachten, weil es hier große Wechselwirklungen und Zusammenhänge gibt! Das Gleiche gilt für die Tipps und Behandlungsmöglichkeiten. Das heißt, auch für die Behandlung des HWS-Syndroms können Sie alle die unter Kopfschmerzen und Schwindel aufgezählten Tipps und Behandlungsmittel anwenden, außer Vertigoheel. Dazu würde ich wirklich nur bei Schwindel raten.

Schlussbemerkung zum Thema Kopfbereich: Natürlich ist das bisher Geschriebene nicht alles, was zum Thema Kopfbereich gehört. Aber ich habe in meinen Aufzeichnungen der letzten vier Jahre nachgesehen und festgestellt, dass genau die aufgeführten Symptome und Ursachen für diese Erkrankungen am häufigsten waren.

Immer wieder werden natürlich auch psycho-emotionale und spirituelle Ursachen gefunden. Diese lassen sich oft nicht so einfach kurz darstellen, da sie sehr individuell sind und mit der jeweiligen Biografie des Patienten direkt zusammenhängen.

Wie Sie es im Fall des 12-jährigen Jungen gesehen haben, der an Migräne litt, oder bei der jungen Frau, die aus Angst, Fehler zu machen, Kopfschmerzen beim Kontakt mit ihrem Chef bekam. Im Laufe des Buches werde ich auf weitere solcher Fälle eingehen, denn sie lassen sich im Zusammenhang mit chronischen Beschwerden immer wieder feststellen. Ebenso wie die Wechselwirkung zwischen Zähnen oder einem Stromfluss und unserer Gesundheit. Daher ist es gerade bei chronischen Beschwerden so wichtig, genau hinzuschauen, sich Fragen zu stellen und sich nicht damit zufriedenzugeben, nur Medikamente einzunehmen. Beginnen Sie, nach den Ursachen zu forschen: Sie kennen Ihren Körper am besten, und er ist ein weiser Ratgeber, vor allem wenn Sie auf dem herkömmlichen Weg nicht weiterkommen. Ziehen Sie stattdessen andere Möglichkeiten und Therapeuten in Betracht, um Gräben nicht zu vertiefen, sondern zurück in Ihre körperliche Balance und Gesundheit zu finden.

Immer nur das Gleiche zu tun, ist auf jeden Fall nicht das Richtige.

4. Die Brustregion

Die häufigsten Erkrankungen bei Patienten, die wegen chronischer Beschwerden in der Brustregion in die Praxis kommen, beziehen sich entweder auf die Lunge oder auf das Herz. Eine andere größere Gruppe sind Frauen mit Brustkrebs. Natürlich kann ich nicht jede einzelne Erkrankung bis ins Genaueste beschreiben, aber es stellt sich doch heraus, dass viele Ursachen der Symptome, die für Lunge und Herz infrage kommen, im Verborgenen liegen und oft ursächlich nicht behandelt werden.

Lungenerkrankungen, vor allem Asthma

Erst, wenn einem – wie man im Volksmund sagt – die Luft wegbleibt, denken viele von uns speziell an die Lunge, deren Funktion wir als selbstverständlich erachten. Atmen wir doch ganz automatisch ein und aus, wodurch unser Körper mit Sauerstoff versorgt wird und beim Ausatmen Kohlendioxid an die Umgebung abgibt. Im Schnitt sollte ein erwachsener Mensch zehn bis zwölf Atemzüge pro Minute machen und dabei 300 bis 500 Milliliter Luft einatmen. Allerdings atmen wir heute stressbedingt fast doppelt so viel ein wie früher. Bei Erkrankungen liegt die Quote beim Drei- bis Dreieinhalbfachen des Volumens. Und natürlich treten hierbei auch die verschiedensten Probleme auf. Etwa, dass Sie Probleme beim Einatmen oder beim Ausatmen haben, beziehungsweise dass Sie glauben, nicht genügend Sauerstoff zu bekommen. Die meisten Patienten, die zu mir kommen, ließen ihre Beschwerden bereits von einem Lungenfacharzt oder einem Internisten abklären und haben Röntgenbilder und Untersuchungsergebnisse dabei.

Hat ein Patient Lungenprobleme, was bei meinen Patienten in der Regel Asthma ist, werden ihm oder ihr in der herkömmlichen Medizin automatisch zwei bis drei Sprays verschrieben. Cortison- und/ oder antiallergische Sprays, die er oder sie ständig anzuwenden hat. Dabei wird oft gar nicht unterschieden, auf welche genauen Ursachen die Lungenschwierigkeiten zurückzuführen sind. Und man darf nicht unterschätzen, welchen psychologischen Wert diese Sprays für die

Betroffenen entwickeln. Sie betrachten sich als regelrecht von ihnen abhängig: Manche Patienten bekommen gar schon einen Asthmaanfall, nur weil sie ihr Spray vergessen oder nicht in der Hosentasche bei sich haben. Ich bin deswegen kein Freund davon, Patienten von solchen Sprays psychisch und körperlich abhängig zu machen. Auf der anderen Seite rufen Cortison-Sprays fast immer eine Candida-Besiedlung im Mund hervor. Dieser Pilzbefall führt zu weiteren Nebenwirkungen, die die Patienten ebenfalls sehr belasten können. Ein weißer Belag auf der Zunge deutet auf Candida-Kulturen hin, die ständig nach ihrer Nahrung – nämlich nach Zucker – verlangen. Die Frage nach Heißhunger auf Süßes beantworten Patienten mit Candida immer mit Ja. Allein schon aus diesem Grund ist es sehr sinnvoll, Cortison-Sprays nicht permanent zu nutzen. Mir ist aber auch bewusst, dass diese Sprays oft eine große Hilfe für die Patienten darstellen. Gleichzeitig sollten sie auf keinen Fall eine Dauerlösung sein.

W-Fragen – wie lange, wann, wodurch? – ein Muss

Wie immer – auch wenn es für Sie als Leser und Leserin möglicherweise ermüdend sein mag –, geht es zuerst um die W-Fragen. Sie zeigen uns eine Spur zu möglichen Ursachen. In der Einleitung habe ich schon von einer Patientin geschrieben, die drei Jahre lang Brustbeschwerden und Schmerzen beim Atmen hatte. Auslöser dafür war bei ihr nur ein mechanisches Problem. Sie hatte sich beim Schieben eines mit flüssigem Zement beladenen Schubkarrens bei einer ruckartigen Bewegung das Rippenköpfchen leicht ausgekugelt. Die Frage „Wie lange haben Sie die Symptome schon?“ zeigte uns, wo die Lösung verborgen lag!

Bei Patienten mit der Diagnose „Asthma“ ist es etwas komplexer. Schließlich bedeutet Asthma grundsätzlich einmal, dass Betroffene beim Ein- und Ausatmen gegen einen Widerstand kämpfen müssen. Das vermittelt ihnen das Gefühl, nicht genug Luft zu bekommen. Entweder können sie nicht genug einatmen, oder die Lunge wird beim Ausatmen nicht leer. Mit dem Effekt, dass Betroffene von einem Engegefühl beim Ein- oder Ausatmen sprechen. Gleichzeitig ist Asthma nicht gleich Asthma. Es gibt zwei Unterschiede: Die eine Erkrankung wird als obstruktive Lungenerkrankung bezeichnet, die andere als

Asthma. Hier kann man oft schon ein pfeifendes Geräusch speziell beim Ausatmen hören.
Doch bei beiden ist die Frage „**Wie lange bestehen diese Symptome bereits**?“ oft schon ein deutlicher Fingerzeig.

Viele Patienten antworten darauf, sie hätten schon seit frühester Kindheit diese Beschwerden. Das ist vor allem bei allergischem Asthma der Fall. Andere Patienten schildern, dass ihr Asthma erst im späteren Verlauf ihres Lebens aufgetreten sei. Nachdem klar ist, seit wann die Einschränkung besteht, prüfen wir, wann diese Beschwerden in Erscheinung treten und wodurch sie sich möglicherweise verbessern beziehungsweise verschlechtern.

Ich erinnere mich beispielsweise an eine Bankdirektorin, die wegen ihres Asthmaleidens in die Sprechstunde kam. Sie sagte in diesem Zusammenhang, sie röchle nachts so sehr, dass es für ihren Mann schwierig sei, im gleichen Schlafzimmer zu übernachten. Bei ihr haben sich die Symptome nicht schon in der Kindheit gezeigt, sondern erst nachdem sie in der Ausbildung war und ihre Essgewohnheiten von zu Hause nicht mehr einhalten konnte. Bei einem Test stellte sich heraus, dass sie auf der regulativen Ebene ihr Hauptstörfeld hatte, das uns den Hinweis auf Stoffwechselprobleme gab. Folglich haben wir eine Nahrungsmittelunverträglichkeitsuntersuchung vorgenommen. Ihr Körper reagierte sehr stark und sehr empfindlich auf glutenhaltiges Getreide. Nachdem der Befund vorlag und sie ihre Ernährung umgestellt hatte, brauchte sie weder ein Asthma-Spray noch Cortison-Sprays, die sie über zehn Jahre genutzt hatte. Und nachts konnte sie wieder geräuschlos schlafen. An diesem Beispiel wird deutlich, dass das Symptom des Schlecht-Luft-Bekommens nicht nur durch Sprays behandelt werden muss. Findet man die Ursache und behandelt diese, kann sich auch ein seit Langem bestehendes Asthma auflösen. Der hier beschriebene Fall ist ein typisches Beispiel für das sogenannte Bäcker-Asthma. Dieses ist nicht so stark ausgeprägt wie eine Zöliakie und dennoch stärker als eine Gluten-Unverträglichkeit, da es drei Abstufungen von allergischen Reaktionen auf das Klebereiweiß in Getreide gibt. Unter „glutenhaltig“ fallen damit viele Getreidesorten, da das Klebereiweiß im Inneren des jeweiligen Saatkorns in mehr oder weniger großer Konzentration vorkommt. Dazu gehören etwa Weizen, Roggen, Dinkel, Gerste, Grünkern, Emmer, Einkorn, Urkorn, Couscous, Bulgur, Graupen …

Eine E-Mail, die mich erst vor Kurzem erreicht hat, füge ich hier ein, da es sich auch hier um einen Klienten mit Asthma handelte: *„Nachdem ich mich bei Ihnen in Behandlung begeben habe, habe ich, wie von Ihnen angeregt, meinen Gesundheitsstatus bezüglich Kopfschmerzen und Asthma genau beobachtet. Beides hat sich so weit gebessert, dass ich mich selbst als geheilt bezeichne.*

Gerade im Winter ging es mir mit meinem Asthma durchgehend schlecht, die kalte Luft schien meine Lunge immer gereizt zu haben, gleichzeitig war Heizungsluft auch nicht viel angenehmer. Genau wie beim Sport habe ich nun glücklicherweise und dank Ihrer Hilfe keinerlei Beschwerden mehr. Nach also zirka 16 Jahren mit Asthma und etlichen Besuchen bei anderen Ärzten bin ich nun befreit davon, ich möchte mich daher bei Ihnen für Ihre Hilfe und Ihre Zeit bedanken."

Auch dieser Patient litt an Bäcker-Asthma. Ein Bluttest brachte die Gewissheit. Er stellte seinen Nahrungsplan um und hatte von da an kein Problem mit seiner Atmung mehr.

Selbst wenn bei 50 bis 60 Prozent meiner Patienten mit Asthma die Ursache eine Allergie ist, gibt es auch andere Auslöser: *Bei der Frage „**Wann** treten die Beschwerden auf?" fällt mir etwa eine Patientin ein, die über asthmoide Luftnot klagte, wenn sie Rosen in ihrer Wohnung aufstellte. Ich ging einem Impuls nach, und wir machten folgendes Experiment: Ich stellte Plastikrosen vor ihr auf, und sofort rang die Patientin nach Luft. Bei einem weiteren Test erkannten wir, dass sie auf der Gefühlsebene eine Blockade hatte. Dieses Asthma würde man als psychogenes Asthma bezeichnen. Ein allergisches Asthma wäre nur aufgrund des Rosenduftes möglich gewesen, aber bei Plastikrosen gibt es keinen Duft als Auslöser. Bei dieser Patientin war der Auslöser ein Trauma im Kindesalter, das noch nicht verarbeitet war. Wie sich herausstellte, wurden ihr als Kind im Krankenhaus die Mandeln entfernt. Wie das zu jener Zeit üblich war, musste sie alleine im Krankenhaus bleiben. Die Eltern hatten ihr nur einen Rosenstrauß dort zurückgelassen. Seitdem löst der Anblick von Rosen Angst in ihr aus und das Gefühl, verlassen zu werden. Dies steigerte sich bis zu Panikattacken mit Luftnot im Laufe ihres Lebens, und dieses unverarbeitete Trauma entwickelte sich immer mehr zu einem Asthma. Das trat nicht nur gegenüber Rosen auf, sondern auch in Situationen, in denen sie Verlassensängste fühlte.* Sie sehen also, es lohnt sich, tiefer zu blicken und nach den wahren Ursachen Ihrer Luftnot zu forschen.

Die Haupt-Übeltäter bei chronischen Symptomen im Lungenbereich

- versteckte Nahrungsmittelunverträglichkeit
- emotionale Blockade beziehungsweise ungelöste Konflikte wie bei der Patientin mit den Rosen
- Verschiebung eines Brustwirbel-Gelenkes
- Metallvergiftung
- Pilzbefall
- gedankliche Blockade

Tipps und Hausmittel bei Atem-Problemen

Herrscht im Winter in vielen Räumen trockene Heizungsluft vor, leiden Asthmatiker doppelt. Daher und auch sonst helfen in Akutfällen folgende Maßnahmen:

Feuchte, salzige Luft. Da wir im seltensten Fall am Meer leben, hilft es, Wasser zum Kochen zu bringen, darin drei Esslöffel Kochsalz in einem Dreiviertel Liter Wasser aufzulösen und einzuatmen. Am besten mit einem Baumwolltuch – das kann ein frisches Geschirrtuch sein, das man über den Topf und seinen Kopf gibt. So hält sich das Wasser und der aufsteigende, salzhaltige Wasserdampf länger warm. Inhalieren Sie zirka zehn Minuten, solange der aufsteigende Dampf warm ist. Auch eine Klimatherapie oder ein Ausflug ins Hochgebirge sind ratsam, um zu sehen, inwieweit sich Ihre Beschwerden beeinflussen lassen.

Klopfmassage am Rücken mit Franzbranntwein löst den Schleim in den Bronchien und regt die Durchblutung an. Dabei reibt zum Beispiel Ihr Partner oder Ihre Partnerin Ihren Rücken mit Franzbranntwein ein und beginnt mit der hohlen Hand auf Ihren Rücken zu klopfen. Und Sie brummen mit tiefem Ton

„Hoohoho“. Das machen Sie am besten drei bis vier Minuten lang. Wer keinen Franzbranntwein zu Hause hat, kann auch einen anderen Schnaps, etwa Rum oder Wodka, nehmen.

Calcium carbonicum C 30. Bei akutem Asthma 2-mal 20 Tropfen in einem Glas Wasser auflösen und einnehmen.

Calcium carbonicum C 1000 einmal pro Woche 20 Tropfen in Wasser aufgelöst trinken.

Mikrobiologische Therapie. Siehe Merkblatt am Ende des Buchs, Seite 176.

Schröpfmassage. Einen Heilpraktiker, Physiotherapeuten oder Arzt um eine petechiale Schröpfmassage über dem Lungenbereich bitten. Das hilft, verstopfte Blutgefäße freizusaugen, und verbessert die Durchblutung und den Stoffwechsel in der Lunge.

Akupunktur. Den Allergie- und den Lungenpunkt am Ohr mit einer Dauernadel behandeln lassen.

Quaddeln. Das Lungenfeld mit verdünntem Eigenblut (z.B. Allergie-Injektopas oder Asthma-Injektopas) von einem Therapeuten quaddeln lassen. Dies regt ebenfalls die Durchblutung und den Stoffwechsel an. Die homöopathischen Mittel sind ebenfalls erprobt.

Allergostop von Vitorgan hilft bei allergischem Asthma. Das entsprechende Blut sollte aber zu einer Zeit abgenommen werden, in der die Allergie am stärksten zu spüren ist. Dann kann diese Aufbereitung des Blutes am besten wirken. Es ist auch möglich, vorbeugend mit dieser Aufbereitung tätig zu werden, zum Beispiel vor der Heuschnupfen-Saison.

Urininjektionen können ebenso im akuten Fall große Linderung bewirken. Im Urin befinden sich viele Allergene. Diese können dem Patienten von einem Therapeuten verdünnt gespritzt werden. Das hilft dem Immunsystem oft während einer Allergiesituation.

Pilzkur. Allen Patienten, die Cortison-Sprays nutzen, rate ich zu einer Pilzkur (siehe Merkblatt Seite 176) und zum Versuch, ohne ein Cortison-Spray auszukommen. Beziehungsweise es nur als Notfallmittel zu verwenden.

Chronische Herzprobleme

Das menschliche Herz ist faustgroß und sitzt in der Mitte der Brust. Durch sein permanentes Pumpen hält es den Austausch von Sauerstoff und Nährstoffen sowie den Abtransport von Kohlendioxid, Abfall- und Giftstoffen durch die verschiedenen Organe in Gang. Bis zu 10.000 Liter Blut pumpt unser Herz täglich unermüdlich durch unsere Gefäße. Dabei schlägt es ganze 60 bis 80 Mal pro Minute. Es ist meistens dafür verantwortlich, wenn Patienten, die mich und unsere Praxis aufsuchen, über Probleme im Brustraum klagen. Auch hier sind die Symptome verständlicherweise vielfältig. Sie reichen von Herzrasen, Herzstolpern, Herzangst, Leistungsabfall, hohem Blutdruck bis Kurzatmigkeit. Und auch diese Patienten sind von ihrem Kardiologen schon sehr gut voruntersucht worden. Sie bringen in der Regel Befunde mit, und egal, welche Diagnose die Betroffenen erhalten haben, sie werden von ihrem Facharzt mit der sogenannten Fünfer-Serie versorgt: Antihypertonika, Betablocker, sogenannte Blutverdünner, Entwässerungstabletten und Cholesterinsenker. Diese Medikamente werden oft als Gesamtpaket verschrieben, und ich frage mich, ob das wirklich notwendig ist. Das denken auch viele Patienten, vor allem aufgrund der starken Nebenwirkungen wie Schwindelanfälle, Gelenkschmerzen bis hin zu Müdigkeit. Wenn Sie als Arzt in einem Altenheim tätig sind, dann stellen Sie fest, dass fast allen älteren Patienten diese fünf Medikamente verschrieben werden. Sitzen Sie anschließend in der Kantine dieses Altenheimes, merken Sie, dass die Senioren oft nicht einmal von einem Stuhl zum nächsten gehen können – so erschöpft und müde sind sie. Das liegt mitunter daran, dass alle diese Senioren nur nach bestimmten Richtwerten behandelt werden.

Blutdruck, Entwässerungstabletten und Blutverdünner

Was glauben Sie, was die Regelmedizin als normalen Blutdruck ansieht? Wahrscheinlich wurde Ihnen dieser Wert von Ihrem Arzt – wenn Sie Herzprobleme haben – wie ein Mantra vorgehalten. Schließlich soll er Ihnen erklären, wie unabdingbar diese Medikamente für Sie sind. Es wird Ihnen regelrecht Angst gemacht: „Wenn Sie diese Medikamente nicht nehmen, bekommen Sie bald einen Herzinfarkt oder Schlaganfall!“

Als ich studiert habe, war die Richtlinie Lebensalter plus 100. Nach einigen Jahren wurde die Richtnorm auf 140 zu 80 reduziert, dann auf 130 zu 80 und jetzt ist sie bei 120 zu 80. Was bedeutet das?

Von einem Tag auf den anderen hatte man x-Millionen mehr „Kranke“, die unbedingt behandelt werden mussten. Der medizinische Wirtschaftskomplex machte damit von einem Tag auf den anderen ein enormes Umsatzplus und einen Riesengewinn.

Doch bleiben wir auf der medizinischen Seite, beim erhöhten Blutdruck: Wenn die Spannkraft der Muskulatur im Alter nachlässt, ist auch die Spannkraft der Gefäßmuskulatur nicht mehr so stark wie in jungen Jahren. Beim Stehen oder Sitzen kann die Elastizität der Gefäßmuskulatur das Blut und die Flüssigkeit nicht mehr so gut aus den Füßen zurück ins Herz und ins Hirn transportieren. Was macht der Körper in seiner Not? Kreativ wie er ist, erhöht er den Blutdruck und den Puls! Regulieren Sie diese Menschen auf einen Blutdruck von 120 zu 80, werden sie müde und haben überhaupt keine Energie mehr. Der Organismus kann die Blutmenge nicht mehr so gut aus den Beinen nach oben pumpen. Die Folgen sind geschwollene Beine, sogenannte Ödeme, die in schwerwiegenden Fällen zu „offene Beinen“ führen können. Diese Patienten müssen dann nachts oft zum Pinkeln aufstehen, denn beim Hinlegen beziehungsweise Hochlagern der Beine fließt die Flüssigkeit leichter zurück.

Deswegen werden ja die Entwässerungstabletten verschrieben, damit es nicht zu den geschwollenen Beinen mit Ödemen kommt. Manchmal wäre es besser, man akzeptiert einen höheren Blutdruck und regt die Menschen an, sich mehr zu bewegen, damit die Muskelpumpe in den Beinen betätigt wird. Selbst ein Bettfahrrad ist oft eine große Hilfe.

Ich stelle immer wieder fest: Reduziert man die Antihypertonika bei alten Menschen oder setzt sie sogar ab und gibt ihnen gleichzeitig Strophantin zur Verbesserung der Herzleistung, dann blühen viele von ihnen regelrecht auf. Der Bedarf an Betablockern und Entwässerungstabletten wird dadurch ebenfalls geringer.

Was bleibt dann noch von der Fünfer-Serie der Kardiologen übrig? Die sogenannten Blutverdünner und die Cholesterinsenker.

Was mich erstaunt, ist, dass bei der Gabe von Blutverdünnern die Dickflüssigkeit des Blutes – also der Hämatokritwert – eigentlich überhaupt keine Rolle spielt. Die Forschungen und Vorträge von Professor Lothar Wendt aus Frankfurt haben mich darauf aufmerksam gemacht und überzeugt. Er hat über den Einfluss des Hämatokrit-Wertes geforscht und dessen Auswirkungen auf die Fließeigenschaft des Blutes, die Rheologie, untersucht. Dabei stellte er ganz klar fest: Haben wir zu viele Blutzellen im Blut, wird es dickflüssig und die einzelnen Zellen hinter den Kapillaren – den kleinsten Blutgefäßen – werden nicht mehr ausreichend mit Sauerstoff versorgt. Somit lässt sich die Fließeigenschaft durch Blutverdünner nicht verbessern. Denn sie verdünnen nicht etwa das Blut, wie man aufgrund des Begriffes vermuten mag, sondern versuchen, das Aneinanderklumpen der Blutzellen zu verhindern. Stattdessen wäre es wichtiger, die Fließeigenschaft des Blutes zu verbessern, um die Sauerstoffversorgung der einzelnen Zellen grundsätzlich zu gewährleisten.

Ich persönlich achte daher bei meinen Patienten auf den Hämatokritwert. Der sollte bei Männern nicht höher als bei 44 Prozent und bei Frauen nicht höher als bei 42 Prozent sein. Ist das der Fall, kann man relativ sicher sein, dass es nicht zu Blutgerinnseln, zu Thrombosen oder einem Herzinfarkt kommen wird. Als Therapeut muss man bei Patienten mit zu hohem HK-Wert besonders auf eine ausreichende Zufuhr von Flüssigkeit und die Verringerung von zu viel tierischem Eiweiß in der Nahrung achten. Einen Merksatz gebe ich meinen Patienten mit nach Hause: „Eine Mahlzeit am Tag und einen Tag in der Woche kein tierisches Eiweiß essen und zwei Liter Wasser am Tag trinken."

Von ärztlicher Seite werden von mir alle vier Wochen Aderlässe durchgeführt (250 ml), und gleichzeitig lasse ich auf der anderen Seite eine Infusion von 250 ml in die Vene einlaufen. Damit reduziere ich wirklich die Anzahl der Blutzellen und verbessere die Rheologie, denn das Blutvolumen bleibt ja das gleiche. Dies lässt sich zum Beispiel sofort in einer Dunkelfeldmikroskopie-Untersuchung nachweisen. Die sogenannte Geldrollenbildung – das Aneinanderhängen der Blutzellen – löst sich sofort spürbar auf.

Um es noch einmal hervorzuheben: Die sogenannten Blutverdünner machen das Blut im wahrsten Sinne des Wortes nicht dünner, sondern versuchen, durch chemische Stoffe das Aneinanderklumpen des Blutes, also die Bildung von Thrombosen zu verhindern. Das mag ja zum Teil gelingen, aber die Verbesserung des Zellstoffwechsels wird dabei nicht erreicht. Statistisch gesehen muss man 80 Patienten eine AS 100 geben, um eventuell einen Patienten vor einer Thrombose zu bewahren. Auch die neueren Mittel wie Eliquis haben einen statistischen Wert von 1 zu 40.

In meiner Praxis-Tätigkeit seit 40 Jahren habe ich durch die Kontrolle des Hämatokritwertes nur einmal einen Herzinfarkt erlebt. Das heißt nicht, dass ich meinen Patienten keine Blutverdünner verschreibe. Ich teste sie kinesiologisch aus. Brauchen sie das Medikament im Test, dann verschreibe ich es natürlich. Meistens werden sie vor allem dann benötigt, wenn bei einer Herz-OP ein Stent gesetzt wurde. Er sorgt dafür, dass ein oder mehrere Blutgefäße rund um das Herz offengehalten werden. Aber der eingesetzte Stent ist ein Fremdkörper in der Blutbahn und muss von den Blutzellen so eingebettet werden, damit alles an der Gefäßwand wieder glatt ist. In den meisten Fällen ist dieser Effekt nach sechs Monaten erreicht, und dann kann man überlegen, wie viele von diesen Mitteln noch nötig sind.

Ich vermeide es, Blutverdünner als Dauermedikation einzusetzen. Mir ist bewusst, dass dieses Verfahren sehr individuell ist und sicherlich nicht als Richtlinie angesetzt werden kann. Aber wir sprechen hier ja auch über die Patienten, die durch das Raster der Leitlinien-Medizin gefallen und mit ihrem Befinden nicht zufrieden sind.

Wie steht es mit Cholesterinsenkern und Strophanthin?

Bei den Cholesterinsenken habe ich auch eine ganz andere Meinung. Für mich ist es wichtig, dass das sogenannte gute Cholesterin HDL und das schlechte Cholesterin LDL sich die Waage halten. Es sind auch Studien bekannt, die nachgewiesen haben, dass bei 50 Prozent der Menschen, die Cholesterinsenker – Statine – eingenommen haben, die Gefahr, an Demenz zu erkranken, erhöht ist[2].

Ich gehe hier einen anderen Weg und versuche, den HDL-Wert im Blut von Patienten zu steigern. Dies kann zum Beispiel durch die Einnahme hoch ungesättigter Fettsäuren wie Fischölkapseln oder Leinöl gelingen. In welcher Dosierung diese einzunehmen sind, siehe unter Tipps und Hausmittel. Natürlich kenne ich die Behauptung, dass ein erhöhter Cholesterinspiegel das Risiko von Ablagerungen in den Gefäßen nach oben schraubt. Allerdings weiß ich auch um den Zusammenhang, dass Ablagerungen in den Gefäßen oder im Gewebe meistens die Folge einer Übersäuerung sind. Deswegen ist es besonders bei Herzpatienten wichtig, auf einen ausgeglichenen Säure-Basen-Haushalt zu achten. Entsäuerungskuren können oft Großes bewirken und geben dem Patienten auch einen Energieschub (mehr dazu siehe Tipps und Hausmittel).

Zusätzlich verordne seit über 40 Jahren das bewährte Präparat Strophanthin. Dieses Medikament war 150 Jahre lang eines der wichtigsten Herzmittel in Deutschland und wurde von vielen großen Pharmafirmen hergestellt. Es wird aus den Samen der afrikanischen Schlingpflanze Strophanthus produziert und leistet bei funktionellen Herzbeschwerden, bei Herzrhythmusstörungen und Formen von Herzinsuffizienz sowie dem Altersherz sehr gute Dienste. Aber anscheinend ist an dem Medikament nichts mehr zu verdienen, denn keine große Pharmafirma bietet es mehr an und macht deswegen auch keine neuen Studien mehr. Einem Großteil der Kardiologen ist es gänzlich unbekannt, oder sie behaupten, dass es viel bessere, neue Alternativen gäbe und das Mittel veraltet sei. Aber stimmt das? Wenn ein Produkt 150 Jahre gut geholfen hat, warum soll es nun nicht mehr helfen? Ich halte das für ein durchsichtiges Manöver: Für alle Medikamente, auch wenn man damit über viele Jahre gute Erfahrungen gesammelt hat, gilt es, regelmäßig neue Studien vorzulegen. Doch wer bezahlt diese Studien?

Ich verstehe natürlich, dass die Pharmaindustrie nur jene Studien fördert, bei denen mit den geprüften Präparaten hinterher Geld zu verdienen ist. Bekannte Mittel, insbesondere wenn sie aus dem Patentschutz fallen, sind dann uninteressant. Gott sei Dank gibt es noch die Möglichkeit einer Einzelverordnung. Diese Einzelverordnung kann ein Arzt einem Patienten zur Therapie verschreiben. In Deutsch-

[2] Kuklinski, Bodo, Dr.: „Die Mitochondrientherapie", Narayana Verlag, 2015.

land gibt es glücklicherweise auch noch Apotheker, denen wirklich das Wohlergehen der Patienten am Herzen liegt und die nicht nur Schachteln-über-den-Tisch-Schieber sind.

Welche Ärzte in Deutschland und weltweit Strophanthin einsetzen, wo Sie es erwerben können und wie es genau wirkt, darüber informiert die Webseite des Vereins für Strophanthin: https://strophanthus.de. Gleichzeitig hört man von koreanischen Studien an Mäusen, etwa an der University of Ulsan und am Institute of Innovation in Neurodegenerative Diseases in Seoul, dass das Medikament neuerdings im Zusammenhang mit Alzheimer-Symptomatiken beforscht wird. Es solle nämlich auch im Hinblick auf hirnorganische Funktionen gute Ergebnisse erzielen.

Besonders beim sogenannten Altersherz ist das Strophantin für mich fast unschlagbar. Es verbessert die Leistungskraft des Herzens und moduliert den Puls und den Blutdruck. Es ist kein reiner Blutdrucksenker: Durch die Verbesserung des Herzschlagvolumens erhält der Körper das Signal: „Du brauchst weder so schnell noch mit so hohem Druck arbeiten."

Meine Tochter – diese Geschichte möchte ich gerne mit Ihnen teilen – hat während ihrer Facharztausbildung zwei Jahre in einer kardiologischen Klinik gearbeitet. Ich schickte ab und zu Patienten zur Kontrolluntersuchung dorthin. Ihr damaliger Chef machte sich dann oft lustig und sagte: „Jetzt kommt wieder ein Patient von Ihrem Vater, der nur Strophanthin einnimmt." Meine Tochter dazu: „Der Patient ist über 80 Jahre alt. Er läuft hier ganz normal herein, und es geht ihm gut. Er kommt nur zur Kontrolluntersuchung. Was ist daran falsch?" Dagegen konnte auch ihr Chef nichts einwenden. Denn das Ergebnis zählt, und es gibt, wie Sie sehen, immer auch andere Wege als diejenigen, die uns immer als die allein selig machenden Maßnahmen propagiert werden. Gestützt auf 40 Jahre Erfahrung und einer großen Anzahl von Patienten, gerade mit Altersherz oder Herzbeschwerden, vertrete ich in vielerlei Hinsicht eine andere Meinung als die Leitlinien-Medizin und bin mir meiner großen Verantwortung bewusst.

Natürlich brauche ich die Fachkollegen, um eventuelle Therapie-Erfolge oder Misserfolge zu dokumentieren, und natürlich verwende ich auch schulmedizinische Medikamente. Aber mein Leitsatz lautet: „So wenig wie möglich, so viel wie nötig." Dem trägt die Leitlinien-

Medizin wenig Rechnung, wie ich finde. Denn ihr scheint es egal, welche Person vor einem steht. Immer werden die gleichen Arzneimittelstoffe und die gleiche Dosis verschrieben. Im vorderen Teil des Buches hatte ich dieses Manko der Leitlinien-Medizin bereits ausgeführt. Stattdessen wäre es wichtig, eine individualisierte Medizin anzustreben, die mit einem ganzheitlichen Blick auf den Menschen und die Entstehung von Beschwerden und Erkrankungen blickt. Grundsätzlich ist aber auch bei Herzbeschwerden die Suche nach einer auslösenden Ursache unabdingbar.

Stromfluss, Wirbelverschiebungen, Angstzustände – das steckt hinter Herzproblemen

Tachykardien. Speziell bei Patienten mit sogenannten Tachykardien – also bei solchen mit einem schnellen Puls – gilt es herauszufinden, ob ein galvanischer Stromfluss in deren Mund vorherrscht. Hervorgerufen etwa durch den Einsatz verschiedener Metalle in Füllungen und Implantaten. Dieses Phänomen habe ich in den letzten Jahren immer wieder mit Erstaunen beobachtet. Wurden im Anschluss die Metalle im Kiefer entfernt und war kein Strom mehr nachzuweisen, ebbten auch die Tachykardien ab. Hierzu die E-Mail eines Patienten (56 Jahre) direkt nach der Metallsanierung:

„Sehr geehrter Herr Dr. Kriegisch, falls es Sie interessiert: Befinden ist sehr gut. Blutdrucktabletten reduziert auf ½ Candecor am Tag (135/80, Anmerk. des Autors, diese Angabe bezieht sich auf den Blutdruck), Herzrhythmus bis auf einzelne „Hupferer" (Extrasystolen) zumeist gut. Also im Großen und Ganzen ein toller Behandlungserfolg. Weiterhin kein Asthma-Spray notwendig." Nach zwei Jahren schrieb dieser Patient eine weitere Mail: „Hier – wie besprochen – eine kurze Zwischenstandsmeldung: Herz schlägt überwiegend gleichmäßig. Von daher im Moment gut. Werde weiter beobachten. Wenn's so bleibt, absolut akzeptabel. Von daher nochmal danke!"

Vorhofflimmern. Eine andere große Gruppe von Patienten, die ich sehr regelmäßig behandle, besteht aus Menschen, bei denen ein Vorhofflimmern als Zufallsbefund zum Beispiel vor einer Augen-OP festgestellt wurde. Sie haben oft überhaupt keine Symptome vom Herzen her und werden aber trotzdem von den Kardiologen mit der vorher genannten Fünfer-Serie behandelt. Genau diese Patienten sind es, die von ihren Medikamenten loskommen wollen, da sie sich gar nicht krank fühlen. Da dies bei älteren Menschen – vor allem bei Männern – bei zirka 65 Prozent der Fall ist, vermute ich einen altersbedingten Abbau des Reizüberleitungssystems im Herzen. Deswegen halte ich dies für relativ normal und nicht unbedingt behandlungsbedürftig.

Zweifellos gibt es Patienten mit Vorhofflimmern, die Extrasystolen – sprich Herzstolpern – haben und dadurch zeitweise massive Probleme in ihrem Tagesablauf bekommen.

Extrasystolen. Bei diesem Symptom werden manche Betroffene so schwach, dass sie leistungsunfähig werden, was Stunden und Tage anhalten kann. Kommt dann noch die Angst über ihren Zustand ins Spiel, verstärkt sich die Problematik weiterhin. In der Leitlinien-Medizin werden diese Patienten mit einer Kardioversion behandelt, eines elektrischen Schocks, der einen Versuch darstellt, damit den normalen Herzrhythmus wiederherzustellen. Bleibt der Erfolg, nach mehreren Kardioversionen aus, wird eine Ablation durchgeführt. Dabei werden mit einem Katheder Teile der Reizüberleitungsbahnen am Herzen mit einem Laser oder mit Wärme „verödet". Ohne Frage hilft dies bei vielen Patienten, aber nicht bei allen. Und solche Maßnahmen sind nicht ständig wiederholbar.

Ich habe während meiner Tätigkeit einige Patienten gesehen, bei denen keine der beiden Behandlungen (Kardioversion oder Ablation) wirkungsvoll waren. Bei diesen Patienten sind wieder – Sie kennen sie bereits – die W-Fragen nötig (wie natürlich auch bei allen anderen Herzpatienten): „**Wann** treten die Beschwerden hauptsächlich auf?", „**Wodurch** lassen sie sich beeinflussen?"

Schaue ich mir die Liste der Patienten mit Herzproblemen an, stelle ich immer wieder fest, dass diese häufig auch über Wirbelsäulenprobleme im Allgemeinen und speziell über Verspannungen im Brustwirbelbereich klagen: Brustschmerzen, Angina-Pectoris-Beschwerden, Extrasystolen und Tachykardien können auch davon kommen, dass der sogenannte Herzwirbel – der fünfte Brustwirbel – aufgrund einer Fehlhaltung oder eines Unfalls verschoben sein kann und direkt das Herz beeinflusst. Die von diesem Brustwirbel ausgehenden Nerven können dadurch falsche Informationen auch ans Herz übermitteln. Diese kleinen Verwerfungen der Wirbel sind auf einem Röntgenbild oft nicht nachweisbar, sondern nur durch eine triggerpunktähnliche Verspannung der Muskulatur neben der Brustwirbelsäule zu tasten. Richtet man diesen Wirbel mit chiropraktischen Maßnahmen oder der Dorn-Methode wieder ein, hören die Extrasystolen oft auf und das Herz schlägt wieder normal.

Bei Herzproblemen generell: Auch eine Atlas-Blockade kann sich auf das Herz auswirken. Ist der Atlas verschoben, besteht die Gefahr einer Sensibilitätsstörung der Nerven, die durch den Wirbelkanal führen und an unterschiedlichen Stellen Probleme verursachen können. Aus diesem Grund ist es notwendig, bei Herzproblemen neben der Brustwirbelsäule auch die Position des Atlas zu untersuchen. Immer wieder stelle ich fest, dass die Zähne einen großen Einfluss auf unser Herz haben können. Nicht nur verschiedene Metalle im Mund, sondern auch die zum Herzen energetisch dazugehörigen Weisheitszähne. Entzündungsherde oder impaktierte, das heißt, im Kiefer liegende Weisheitszähne können Probleme für das Herz darstellen. Derartige Auffälligkeiten müssen aber von einem Zahnarzt verifiziert und abgeklärt werden. Finden die Kollegen auch etwas, dann müssen diese Herde vom Zahnarzt oder einem Kieferchirurgen behoben werden.

Ich habe auch festgestellt, dass bei einigen Herzpatienten sogar Narbenstörfelder als Übeltäter in Frage kommen. Stellt sich bei den W-Fragen beispielsweise heraus, dass die Herzsymptome erst nach einer bestimmten Operation aufgetreten sind, kann dies der Fall sein. Unterspritzt man dann diese Operationsnarben mit Procain oder Lidocain, verbessert sich das Herz oft sehr gut.

Grundsätzlich ist das Herz mit seinem ganzen Reizleitungssystem – Herzschlag, Blutdruck, schneller Puls, langsamer Puls – sehr stark vom vegetativen Nervensystem beeinflusst. Das vegetative Nervensystem wird auch als autonomes Nervensystem bezeichnet und regelt die Abläufe im Körper und lässt sich nicht mit dem Willen steuern. Es ist ständig aktiv und reguliert beispielsweise die Atmung, den Herzschlag und den Stoffwechsel. Hierzu empfängt es Signale aus dem Gehirn oder dem Darm und sendet diese an den Körper be-

ziehungsweise an das Gehirn weiter. Das erklärt, dass gefühlsmäßige und gedankliche Probleme sich direkt auf das Herz auswirken.
Sehr oft leiden Patienten unter einer Herzangst. Sie bekommen Panikattacken, sobald sich ihr Puls oder ihr Blutdruck verändert, und sind in einem Teufelskreis gefangen. Denn die Angst verstärkt die Herzprobleme, und das schürt weitere Angstgefühle. Bei diesen Patienten stelle ich oft eine Blockade auf der psycho-emotionalen Ebene fest. Auslöser sind ungelöste Konflikte. Welche das sind, ist oft sehr unterschiedlich. Es kann eine Verlassenheitsangst sein, die Angst, immer zu versagen, oder auch Freudlosigkeit – dass man sich das Gefühl, sich zu freuen, gar nicht zugesteht. Das Aufdecken dieser ungelösten Konflikte, manche sprechen auch von Traumata, und deren Entkoppelung vom jeweiligen Gefühl durch die Psychokinesiologie, kann hier eine große Hilfe sein. Das neue Gefühl der Freude oder der Stärke, das Gefühl von Selbstbewusstsein gilt es dann zu trainieren, um Vertrauen in sich zu gewinnen. Erst dann kann man den seelischen Konflikt auf Dauer überwinden. Hier zusammengefasst die häufigsten Ursachen chronischer Herzprobleme:

Die häufigsten Ursachen chronischer Herzsymptome

- Verschiebung eines Brustwirbelgelenks
- Atlas-Blockade
- Metalle im Mund
- Probleme im Weisheitszahn-Bereich
- Dickflüssigkeit des Blutes
- Narbenstörfelder
- Eisenmangel
- Medikamenten-Nebenwirkungen

- Angstzustände
- Luft im Oberbauch
- Refluxbeschwerden
- Störung des Säure-Basen-Haushalts

Tipps und Hausmittel zur akuten Behandlung

Was können Sie tun bei einer plötzlichen Blutdruckerhöhung?

Eine **Massage** am Hals mit leichtem Druck und kreisenden Bewegungen, wo sie die Halsschlagader spüren, kann helfen, den Druck wieder zu normalisieren. Allerdings nur kurz und auf einer Seite. Dies bitte nur im akuten Notfall.

Kaltes Wasser. Sind Sie überhitzt und haben das Gefühl, einen zu schnellen Puls zu haben, ist es gut, sich kaltes Wasser über die Pulsadern an beiden Händen laufen zu lassen.

Regelmäßig ansteigende Fußbäder sind ein probates Mittel, wenn Ihnen Kreislaufprobleme und die Erhöhung Ihres Blutdrucks zu schaffen machen. Eine Anleitung finden Sie auf Seite 32. Besonderer Tipp: Reiben Sie Ihre Fußsohlen bereits vor dem Fußbad mit Melissenöl ein.

Physiotherapeut. Haben Sie immer wieder Verspannungen in Ihrer Brustwirbelsäule, ist es ratsam, sich an einen Physiotherapeuten zu wenden. Dieser kann die Verspannungen mit manuellen Techniken lösen und Ihre Brustwirbelsäule eventuell einrichten.

Medikamentös empfehle ich Strophanthin. Dazu sollte man auch immer den Kalium-Magnesium-Haushalt ausgleichen. Hierzu empfehle ich Tromcardin oder Trophycard. In beiden Präparaten finden sich diese Mikronährstoffe kombiniert miteinander. Grundsätzlich ist die Versorgung mit den Mineralstoffen wie Kalium, Magnesium, Natrium und Calcium notwendig, damit Ihr Herz als Motor Ihres Herz-Kreislaufsystems, das für die Versorgung aller Körperzellen mit notwendigen Nährstoffen und Sauerstoff verantwortlich ist, richtig arbeiten kann. Ist diese Mineralstoff-Balance gestört, kann es zu Unregelmäßigkeiten im Herzschlag kommen. Strophantin ist verschreibungspflichtig. Eine homöopathische Alternative wären Aconitum C3 Globuli – alle halbe Stunde fünf Kügelchen.

Stützstrümpfe. Bei Blutdrucksteigerungen, speziell am Nachmittag, kann es hilfreich sein, sie zu tragen. Der Organismus ist oft nicht mehr in der Lage, das im Laufe des Tages abgesackte Blut aus den Beinen wieder leicht zurück zum Herzen zu pumpen. Durch den Druck der Strümpfe von außen wird der Prozess erleichtert. Gerade bei älteren Menschen, die sich nicht mehr so viel bewegen können und ihre eigene Muskelpumpe in den Beinen benutzen müssen, ist dies sehr hilfreich.

Psychotherapeutische Hilfe. Haben Sie immer wieder Stresssymptome und psychologische Probleme, kann es sinnvoll sein, einen Therapeuten aufzusuchen. Die Einnahme von Herzmedikamenten alleine wird Ihnen bei der Lösung Ihrer Herzangst nicht weiterhelfen. In den meisten Fällen werden Ihnen zusätzlich oftmals Psychopharmaka verschrieben. Sie können die zugrundeliegende Ursache jedoch auch nicht beheben.

Tipps und Hausmittel zur Prävention

Die nun folgenden Tipps sind keine Antimittel mehr, sondern gelten der Prävention und helfen, akute Schwierigkeiten und Sorgen von Menschen mit Herzproblemen vorzubauen.

Ausgewogener Säure-Basen-Haushalt. Entscheidend bei chronischen Herzproblemen ist es, den Säure-Basen-Haushalt auszugleichen und grundsätzlich auf eine entsprechende Ernährung mit basenreichen Nahrungsmitteln (mit viel Gemüse und Obst) zu achten. Sie können natürlich auch zum Beispiel Basica oder Innovabalance zu sich nehmen, um Ihren Körper in ein besseres Gleichgewicht zu bringen. Empfehlenswert ist auch eine Trinkkur (siehe Merkblatt am Ende des Buchs, Seite 178) bei Übersäuerung.

Roter Reis. Haben Sie Angst vor einem zu hohen Cholesterinspiegel, empfehle ich Ihnen, roten Reis zu essen. Laut Studien[3] enthält dieser fermentierte Reis die Verbindung Monacolin K. Das ist der gleiche Wirkstoff, der in verschreibungspflichtigen, cholesterinsenkenden Statinen enthalten ist. Ihren HDL-Spiegel können Sie zusätzlich mit hoch ungesättigten Fettsäuren in Form von Fischölkapseln oder

[3] Patel, Seema et al., „Functional food red yeast rice (RYR) for metabolic syndrome amelioration: a review on pros and cons", World J Microbiol Biotechnol., 2016, May: 32(5):87 https://pubmed.ncbi.nlm.nih.gov/27038937/

einem Esslöffel Leinöl täglich erhöhen. So halten Sie Ihr gutes und Ihr schlechtes Cholesterin besser im Gleichgewicht.

Hämatokrit-Wert. Haben Sie Angst vor eventuellen Thrombosen? Lassen Sie Ihren Hausarzt Ihren Hämatokritwert bestimmen. Liegt dieser bei Männern über 44 Prozent und bei Frauen über 42 Prozent, würde ich Ihnen statt Blutverdünnern alle vier Wochen einen Aderlass von 250 Milliliter Blut empfehlen. Bei gleichzeitiger Infusion von 250 Millilitern Flüssigkeit (wie Kochsalzlösung) stellen Sie eine mechanische Verdünnung Ihres Blutes sicher und verbessern seine Fließeigenschaft. Denn was passiert bei dieser Methode im Vergleich zu herkömmlichen Blutverdünnern?

Ich versuche Ihnen das mit einem Bild näherzubringen: Stellen Sie sich eine vierspurige Autobahn vor, die in einigen Kilometern Entfernung einspurig wird. Was erleben Sie dann meist auf der Straße? Es bildet sich ein Rückstau. Die Medikamenteneinnahme zur Blutverdünnung entspricht einem Verkehrsleitsystem. Sie fangen bereits viele Kilometer vor der Verengung an, den Verkehr zu regeln, indem sie die Geschwindigkeit drosseln. Damit wollen sie die Staubildung verhindern. Doch wie im richtigen Leben halten sich die Verkehrsteilnehmer oft nicht an diese Steuerungsmaßnahme. Sie fahren schneller und drücken sich noch im letzten Augenblick in die verengte Spur. Der Stau wird dadurch länger und länger. Manchmal kommt der Fluss sogar zum Stehen.

Die Methode des Aderlasses ist ein anderes Vorgehen. Sie reduziert den Verkehr – also die Blutkörperchen – mechanisch und gewährleistet durch die gleichzeitige Infusion, dass das Volumen des Blutes konstant bleibt und die Fließeigenschaft des Blutverkehrs verbessert wird.

Eine Dunkelfeld-Mikroskopie kann dies auch bildlich nachweisen. Die einzelnen Erythrozyten, also die Sauerstoffträger im Blut, können nach dem Aderlass wieder leichter durch die Kapillaren, die kleinsten Blutgefäße, hindurchgedrückt werden. Das Gewebe wird besser mit Sauerstoff versorgt und der Blutdruck muss nicht erhöht werden.

Nattokinase. Haben Sie trotzdem weiter Angst vor einer Thrombose, rate ich Ihnen die Einnahme von Nattokinase. Es ist ein Enzym aus fermentierten Sojabohnen und gilt als natürlicher Blutverdünner.

Dazu fällt mir eine Anekdote ein: Ein Patient, mittlerweile 83 Jahre alt, erzählte mir, dass ihm all seine bisher behandelnden Kardiologen ständig die Einnahme von Cholesterinsenkern und anderen Medikamenten nahegelegt hätten. Denn nur durch die Einnahme dieser Medikamente, sagten sie, könne er sich vor Thrombosen schützen und würde länger leben. Er erzählte mir dann, dass er sich auf unsere Behandlung eingelassen hat und noch immer lebt, während seine letzten beiden Kardiologen mittlerweile betrüblicherweise an einem Herzinfarkt verstorben seien.

Natürlich kann ich niemandem eine Gewissheit geben, dass er mit dieser Behandlung keinen Herzinfarkt erleidet. Aber es kann sinnvoll sein, darüber nachzudenken, ob man ein Leben lang vier bis fünf Medikamente jeden Tag einnehmen will – auch ungeachtet der Nebenwirkungen – oder nicht?

Wie Sie sehen, ist das Thema „Herzprobleme" sehr, sehr umfangreich. Vielleicht haben Sie Ihre eigene Problematik hier nicht wiedergefunden, weil ich mich auf die wichtigsten Symptome konzentriert habe, mit denen die Patienten zu mir in die Praxis kommen. Ihnen allen möchte ich nur einen Rat geben: Seien Sie ein mündiger Patient und hinterfragen Sie alle Behandlungsmethoden. Sind Sie sich dessen bewusst, dass gerade in Sachen Herz die Medizin von der Angstmacherei lebt.

Sie kennen sich selbst am besten, und jeder muss in seinem Leben Verantwortung übernehmen. Übernehmen Sie selbst die Verantwortung für Ihre Gesundheit. Denn es gibt Alternativen, die ein gutes Leben ermöglichen, ohne ständig auf irgendwelche medikamentösen Krücken angewiesen zu sein.

Haben Sie keine akuten Beschwerden wie starken Kopfdruck oder Schwindel, können Sie diese natürlichen Mittel ausprobieren. Angstmacherei ist bei hohem Blutdruck nicht zuträglich, er ist oft nur ein Zufallsbefund und noch kein Grund zur Sorge. Und wie Sie aus den ersten Kapiteln wissen, lautet mein Grundsatz stets, ein möglichst erfülltes Leben voller Freude und Zufriedenheit zu führen. In meiner Praxis gilt daher der Satz: „Füge den Tagen Leben hinzu, und nicht dem Leben Tage."

In meinen Augen bedeutet das, erfüllt zu leben, so, als wäre jeder Tag der letzte. Das mag sich für Sie vielleicht makaber anhören, aber diese Haltung des Memento mori, was aus dem Lateinischen übersetzt heißt „Sei dir der Sterblichkeit bewusst", wurde bereits im antiken Rom gelebt. Damit sich auch siegreiche Feldherrn trotz ihres Triumphs an dieses Motto erinnerten, ging bei einem Umzug zu Ehren des gefeierten Helden ein Sklave hinter diesem her. Er hielt einen Lorbeerkranz über dessen Kopf und sagte mantrahaft, er solle bedenken, sterblich und nur ein Mensch zu sein. Die Stoiker pflegten gar eine Art „Sterbemeditation", die dazu führen sollte, unscheinbare Dinge des Alltags wieder mehr zu würdigen. Denn mit dieser Erkenntnis wird das Leben reicher, man schätzt und feiert es viel intensiver.

Der amerikanische Philosoph William Irvine schreibt in diesem Zusammenhang: „Es wird ein letztes Mal geben, an dem wir das Geräusch von fallendem Schnee vernehmen oder zusehen, wie der Mond aufgeht. Es wird ein letztes Mal geben, an dem wir Popcorn riechen, die Wärme eines schlafenden Kindes in unseren Armen spüren oder mit jemandem schlafen. Eines Tages werden wir unser letztes Mahl einnehmen und kurz danach unseren letzten Atemzug tun."[4] Gerade diese kleinen Augenblicke, den Umgang mit anderen und überhaupt den von vielen so sehr gescholtenen Alltag sieht man mit dieser Vorwegnahme der eigenen Sterblichkeit wieder als kostbarer an und ist selbst bei einem Streit mit dem Partner oder mit dem Sohn schneller wieder versöhnt. Hilfreich und sehr heilsam ist dabei eine weitere Maßnahme, die uns ebenfalls den Reichtum jedes einzelnen Tages und so vieler kleiner Augenblicke bewusst macht: Führen Sie ein Dankbarkeitstagebuch. Das mag sich banal anhören, aber probieren Sie es aus, es wird Ihnen die Augen öffnen und Sie bereichern. Mehr zu solchen Tipps und einer grundsätzlichen Stärkung unserer Gesundheit im Kapitel „Immunsystem", Seite 133.

Brustkrebs

Am Anfang dieses Kapitels über die Brustregion hatte ich angeführt, dass ich mich um die Lunge, um das Herz und zum Schluss um die Diagnose Brustkrebs äußern werde.

[4] Irvine, William: „Eine Anleitung zum guten Leben", Finanzbuch Verlag, 2021 aus Kast, Bas: „Kompass für die Seele", C. Bertelsmann, 2023, Seite 176.

Mit 30 Prozent aller Krebsfälle ist Brustkrebs in Deutschland die häufigste Krebserkrankung bei Frauen, aber nicht die gefährlichste. Gleichzeitig können auch Männer an Brustkrebs erkranken, wenngleich ihr Risiko wesentlich geringer ist.

Gerade in den letzten zehn Monaten stelle ich eine deutliche Zunahme von Brustkrebs-Diagnosen gerade bei jungen Frauen zwischen 25 und 35 Jahren fest. Bei fast allen ist es obendrein auch noch ein schnell wachsender Tumor. Diese Häufung habe ich in 40 Jahren meiner Praxistätigkeit noch nie erlebt. Irgendetwas hat sich hier verändert. Es wäre daher wichtig, wissenschaftlich zu überprüfen, ob dies vielleicht doch mit der mRNA-Impfung zu tun haben könnte. Denn mittlerweile wird dieser Impfung ja eine Überlastung des Immunsystems unterstellt.

Die herkömmliche Medizin beginnt bei der Diagnose Brustkrebs mit dem Behandlungsschema Operation, Bestrahlung und/oder Chemotherapie und neuerdings auch mit monoklonaler Antikörper-Therapie. In meinen Augen ist Brustkrebs wie viele andere Erkrankungen chronischer Natur. Und jede Erkrankung ist ein Signal unseres Körpers, dass etwas aus dem Gleichgewicht geraten ist. Schließlich entstehen in unserem Organismus täglich viele sogenannte Krebszellen, die unser Immunsystem beseitigt, damit diese nicht anwachsen. Daher ist es in meinen Augen entscheidend, eine Ursache für die Erkrankung zu suchen. Doch nach Ursachen für die Entstehung dieser Krebsart wird in der Regelmedizin nicht gefahndet, außer vielleicht nach einer genetischen Veranlagung, indem der Arzt abfragt: „Gibt es eine Vorbelastung in Ihrer Familie? Hatte bereits Ihre Mutter oder Großmutter Brustkrebs?“

Innerhalb meiner 40-jährigen Tätigkeit als Ganzheitsmediziner ist mir bei Patientinnen mit dieser Diagnose eine überdurchschnittliche Häufung von zwei Problematiken aufgefallen, die eventuell als Ursache für die Entstehung von Brustkrebs mit verantwortlich sein könnten:

1. **Wurzelbehandelte Zähne auf dem sogenannten Magenmeridian**. Das trifft bei zirka 70 Prozent der Brustkrebs-Patientinnen zu, die bei mir waren. Der Magenmeridian verläuft im Unterkiefer über den vierten und fünften Zahn und im Oberkie-

fer über den sechsten und siebten Zahn auf beiden Seiten des Gebisses, von den Schneidezähnen aus gezählt. Ein toter Zahn auf dem Magenmeridian kann die Brust ständig negativ beeinflussen, da der Magenmeridian nach der Gesundheitslehre der Traditionellen Chinesischen Medizin energetisch mit der Brust zusammenhängt. Ständige Belastung auf diesem Meridian durch energetische Störungen oder durch Leichengift aus dem Zahn kann das körperliche Gleichgewicht aus der Balance bringen. Und ein derart gehäuftes Auftreten von toten Zähnen auf dem Magenmeridian bei Brustkrebs-Patientinnen legt den Schluss nahe, hier einen ursächlichen Zusammenhang zu vermuten. Vor allem deswegen, weil diese Zähne lange vor der Diagnose „Brustkrebs" wurzelbehandelt und somit abgetötet wurden. Stellen Sie sich vor, Sie hätten einen toten Zeh am Fuß. Den würden Sie nie an Ihrem Körper lassen, da er ständig Leichengifte produzieren würde. Das Gleiche ist in einer vergleichbar geringeren Dosis auch bei wurzelbehandelten Zähnen der Fall.

2. Großer Kummer. Eine weitere Häufung von Auffälligkeiten, die ich festgestellt habe, ist, dass bei vielen Patientinnen mit der Diagnose „Brustkrebs" eine außerordentliche Situation in ihrem Leben eingetreten war. Fast immer verbunden mit großem Kummer. Entweder ist der Mann gestorben oder der Partner hat sich getrennt oder die Frau hat plötzlich ihr Kind verloren. Daher bezeichne ich diese Art von Brustkrebs auch als „Kummerkrebs". Denn für was steht die Brust phänomenologisch? Für das Mütterliche, das uns als Kind Nahrung gibt. Haben wir Kummer, lehnen wir uns gerne an die mütterliche Brust an. Dies gilt natürlich auch für die Frau selbst. Verliert sie plötzlich ihren Partner oder ihren Halt, ist ihr Leben plötzlich aus dem Tritt gekommen, und sie empfindet dies als bedrohlich. Sie fühlt sich alleine und kann sich nicht mehr an eine Brust anlehnen. Sie will diese Brust auch als Symbol nicht mehr haben und deswegen entsteht für mich dann dort Kummer-Brustkrebs. Das lässt sich bei einer psycho-kinesiologischen Sitzung sehr oft nachweisen. Und: Emotionaler Stress schwächt unser Immunsystem genauso wie wurzelbehandelte Zähne, Umweltgifte, Stress, Allergien etc. Ist das Immunsystem geschwächt oder überlastet, dient es nicht mehr als kraftvoller Schutzschild und kann sich oftmals nicht mehr ausreichend gegen Krebszellen wehren.

Eine Therapie, wie die Regel-Medizin sie vorsieht mit Operation, Bestrahlung und/oder Chemotherapie reduziert zwar die Tumormasse, gleichzeitig sucht sie – wie gesagt – nicht nach einer eventuellen Ursache. Nach der überstandenen Behandlung heißt es oftmals: „Jetzt ist alles in Ordnung, kommen Sie in drei Monaten wieder zur Kontrolle." Für diese Patientinnen ist dieser Kontrolltermin dann immer wie Weihnachten und Ostern zusammen. Bekommen Sie ein gutes Geschenk oder wird Ihnen eine negative Nachricht übermittelt.

Ich habe eine völlig andere Auffassung von einer Krebsbehandlung: Jeder Krebs hat in meinen Augen eine Ursache, und diese gilt es, ausfindig zu machen. Nur so ist es möglich, eine nachhaltige Gesundung zu erzielen. Lediglich die Tumormasse zu verkleinern – was sicher sinnvoll ist –, doch dabei auch das Immunsystem durch die begleitenden Maßnahmen stark in Mitleidenschaft zu ziehen, ist für mich nicht der richtige Weg. Denn nach meinem ganzheitlichen Weltbild brauchen wir ein intaktes Immunsystem, damit der Körper sich wieder selbst helfen kann. Daher ist es wichtig, alle Ursachen, die das Immunsystem schwächen können, aufzudecken und zu beheben.

Patientinnen mit Brustkrebs empfehle ich dringend, ihren Zahnarzt aufzusuchen und zu prüfen, ob sich auf dem Magenmeridian ein toter Zahn befindet, und diesen entfernen zu lassen. Bei Patientinnen mit Kummer-Krebs ist eine psychotherapeutische Behandlung anzuraten, damit sie wieder an sich selbst glauben und das Gefühl hinter sich lassen, sich alleine zu fühlen. Und egal, für welche Form der Behandlung Sie sich am Ende entscheiden, diese Aspekte halte ich für ratsam, sie in Ihre Überlegungen einzubeziehen. Außerdem sollten Sie die Entgiftungsprozesse Ihres Körpers unterstützen und das Immunsystem mit verschiedensten Maßnahmen stärken. Sei es mit einer mikrobiologischen Therapie, mit Infusionsbehandlungen oder einer Ernährungsumstellung. Weitere Gedanken und Tipps zu all diesen Punkten finden Sie im Kapitel „Das Immunsystem stärken", Seite 138. Ich hoffe, Ihnen damit einige Anregungen gegeben zu haben. Denn auch in Ihnen steckt eine große Chance, sich selbst zu helfen: Geben

Sie die Verantwortung nicht einfach an den Medizinbetrieb ab! Unser Körper und Sie selbst besitzen sehr viel Weisheit, Kraft und Stärke. Hören Sie auf Ihren Körper und darauf, was er Ihnen zu sagen hat.
Schlussbemerkung zum Brustbereich: Mir ist völlig bewusst, dass diese Ausführungen nicht vollständig sind. Ich habe versucht, Ihnen die Beschwerden, die mir am häufigsten vom Bereich Brust vorgetragen werden, in meiner Betrachtungsweise darzustellen. Natürlich erhebe ich in keinster Weise den Anspruch, auf alles eine Antwort zu haben. Ich habe nur aus meinem Patientenstamm Menschen beschrieben und Ihnen meine persönlichen Erfahrungen dazu geschildert.

5. Der Bauchbereich

Ich bezeichne als Bauchbereich alles unterhalb des Brustbeins bis zum Beckenkamm. Dazu gehören in diesem Kapitel Beschwerden, die Magen, Leber, Darm und auch die Lendenwirbelsäule betreffen. Ich werde eine kleine Auswahl der vielen möglichen Symptome beschreiben und versuchen, häufige Ursachen dafür aufzuzeigen.

Magenprobleme

Es ist nicht immer einfach, die Beschwerden von Patienten im Oberbauch nur auf den Magen zu beschränken. Viele haben Probleme im Oberbauch und sprechen von Magenschmerzen, weil sie – was üblich ist – den Oberbauch mit dem Magen gleichsetzen. Der Magen ist nur ein Teil des Verdauungssystems, und seine Aufgabe besteht hauptsächlich darin, die aufgenommene Nahrung durch den Magensaft so zu bearbeiten, dass der dadurch entstehende Speisebrei zur weiteren Verdauung in den Dünndarm weitertransportiert werden kann. Wichtig dabei sind zwei Bestandteile des Magensaftes. Das Pepsin, ein Enzym, sowie die im Magen gebildete Salzsäure. Diese beiden Substanzen sind besonders wichtig für die Aufbereitung und Vorverdauung der in der Nahrung vorhandenen Eiweiße.

Was unseren Magen betrifft, gibt es zwei Hauptgruppen an Beschwerden: Die eine Gruppe Patienten verspürt einen Druck im Oberbauch, die andere hat ein sogenanntes Säuregefühl, oft als Reflux bezeichnet. Das heißt, die Betroffenen verspüren ein Brennen bis in die Speiseröhre und müssen auch oft sauer aufstoßen. Die Ursachen für beide Symptome können sehr unterschiedlich sein. Auch hier – ich hoffe, ich langweile Sie nicht – müssen wir uns wieder mit den W-Fragen an den zugrundliegenden Auslöser herantasten. Also: „Wann treten diese Schmerzen auf?" – „Direkt nach dem Essen, innerhalb von 30 Minuten nach dem Essen oder zwei bis drei Stunden später?" Allein schon diese Unterscheidung gibt mir als Arzt eine Hilfe bei der Suche nach den Ursachen. Treten die Beschwerden direkt nach dem Essen auf, ist oftmals eine Reizung der Magenschleimhaut dafür verantwortlich. Diese Reizung wird durch bestimmte Genussgifte wie Koffein und Alkohol verursacht – ich spreche hier bewusst nicht von Genussmitteln, denn das wäre zu harmlos ausgedrückt! Die Beschwerden können aber auch auf einen Mangel an dem Magenenzym Pepsin zurückzuführen sein. Kommt es hingegen erst zwei bis drei Stunden nach dem Essen zu einem Unwohlsein, dann haben Sie höchstwahrscheinlich Probleme mit der Verdauung von Nahrung (darauf gehe ich gleich noch näher ein).

Eine weitere W-Frage ist: „Seit wann haben Sie diese Beschwerden?" Bei vielen Patienten höre ich oft ganz exakte Antworten wie „Seit ich meine Ausbildung angefangen habe" oder „Seit ich mich von meinem Mann getrennt habe" oder „Seit die Kinder aus dem Haus sind" usw.

Viele Antworten in dieser Richtung geben uns schon bei der Anamnese einen Hinweis darauf, dass der Auslöser der Magenproblematik eventuell auf der psycho-emotionalen Ebene liegt. Denn wir müssen uns dessen bewusst sein: All diese Symptome sind Hilferufe unseres Körpers. Ihr Körper zeigt Ihnen damit an, dass etwas nicht in Ordnung ist, und hofft, dass Sie darauf reagieren.

Wirklich akute Problematiken wie etwa Darmverschluss, Gallenkoliken oder ein geplatztes Aortenaneurysma schließe ich hier in meinen Betrachtungen der Bauchprobleme allerdings aus. Denn diese Patienten gehen ja sofort in die Klinik und sind dort auch gut aufgehoben. Ich möchte hier eher die Bauchprobleme darstellen, die sich schleichend entwickeln und die immer wieder die gleichen Symptome zeigen, ohne dass eine genaue Ursache außer einer Entzündungsreaktion gefunden wird. Für diese Menschen ist die Suche nach der Ursache das Entscheidende. In der Leitlinien-Medizin gibt es vor allem zwei Behandlungsmethoden, die bei fast allen Patienten angewandt werden:

1. Die Untersuchung auf das **Helicobacter-Bakterium**. Bei positivem Befund wird automatisch eine Antibiotika-Behandlung mit drei verschiedenen Präparaten durchgeführt. Ich behaupte hier nicht, dass diese Behandlung bei einigen Patienten nicht auch wirksam ist. Aber in den vielen Jahren meiner Praxistätigkeit habe ich schon sehr viele Patienten erlebt, die ihre Magenschmerzen so nicht loswerden konnten, obwohl sie schon zwei- bis dreimal eine derartige Antibiotika-Kur durchgeführt haben. Nicht zu vergessen, die Nebenwirkungen der Antibiotika auf das Mikrobiom im Verdauungstrakt, mit denen wir im Anschluss an diese Behandlung zu rechnen haben.

Für mich persönlich ist die Vorstellung, dass nur ein Bakterium der alleinige Übeltäter für Magenprobleme sein soll, nicht wirklich nachvollziehbar. Wir verfügen in unserem Mikrobiom über eine Menge von Bakterien, mit denen wir in einer Symbiose leben. Genau dieses Gleichgewicht ist für unser Leben notwendig und hilft uns bei der Bewältigung vieler Probleme. Deshalb sollte eine Störung von außen möglichst vermieden werden. Natürlich kann im akuten Fall ein krankmachendes Bakterium körperliche Reaktionen auslösen, was die Gabe von Antibiotika erforderlich macht. Bei chronischen Beschwerden jedoch ist das meist nicht der Fall.

2. Die zweite große Behandlungsmethode in der Regelmedizin bei Magenproblemen besteht darin, die **Bildung der Magensäure mit sogenannten Protonenhemmern** zu unterdrücken. Das sind Medikamente aus der Gruppe der Pantoprazole. Diese werden sehr häufig bei allen Beschwerden im Magenbereich eingesetzt, ohne dass vorher nach den Ursachen geforscht wird. Sie müssen dem Arzt nur sagen, dass Sie ein Säuregefühl im Magen, das sogenannte **Sodbrennen** haben, und schon erhalten

Sie eines dieser Medikamente. Sie werden für sämtliche Refluxbeschwerden verschrieben. Unter **Reflux** leiden Sie, wenn Magensäure in die Speiseröhre zurückfließt und Sie dann dieses brennende Gefühl verspüren. Durch die verschriebenen Medikamente wird die Produktion der Magensäure unterdrückt, und deshalb kann dann auch nicht viel Säure zurück in die Speiseröhre fließen. Bei dieser Behandlung wird aber zum Beispiel nicht danach gefragt: Warum funktioniert die Schließmuskulatur am Mageneingang nicht mehr richtig?

Das Dilemma mit Protonenhemmern

Fast inflationär werden heute Protonenhemmer verschrieben, weil immer mehr Menschen, aus welchem Grund auch immer, über Druck im Oberbauch und brennende Magenschmerzen klagen. Daher ist es nicht verwunderlich, dass bei einer zunehmenden Zahl an Patienten zusätzlich viele andere Symptome auftreten, die sie sich nicht erklären können. Etwa ein Völlegefühl und Blähungen, um nur ein paar zu nennen: „Herr Doktor, nach dem Essen wölbt sich mein Oberbauch raus wie ein Luftballon!" Aussprüche wie diese habe ich schon oft gehört.

Überlegt man sich jedoch, wozu die Magensäure erforderlich ist, wird klar, warum. Das Pepsin, also das Enzym in der Magensäure, ist bei zwei wichtigen Vorgängen für den Organismus außerordentlich notwendig: Zum einen hilft uns das Enzym bei der Verdauung von Eiweißen, die wir mit der Nahrung aufnehmen, zum anderen ist es an der zur Verfügungsstellung von Vitamin B12 für den Organismus beteiligt.

Problem 1: Die Eiweißverdauung ist schlechter. Nehmen Sie dauerhaft Magensäureblocker ein, können Sie Eiweiße nicht mehr so gut verdauen. Diese Patienten fühlen sich dann im Oberbauch wie ein aufgeblasener Luftballon. Das rührt daher, dass die Eiweiße durch die fehlende Magensäure nicht gut vorverdaut in den Dünndarm gelangen. Dort herrscht ein anderes Milieu vor, es sind auch andere Bakterienstämme vorhanden. Denn der Dünndarm ist vom pH-Wert her eher basisch und der

Magen sauer. Allein dieser Gegensatz macht es für jeden verständlich, dass hier zwei unterschiedliche Systeme aufeinandertreffen, die Kämpfe miteinander ausfechten. Die gasbildenden Bakterien müssen, sind die Nahrungsbestandteile nicht ausreichend vorverdaut, umso mehr arbeiten und produzieren aufgrund dessen noch mehr Gas. Darunter leiden die Betroffenen sehr – Völlegefühl, Blähungen und sogar Luftnot sind oftmals die Folge.

Problem 2: Nicht mehr genug Vitamin B12. Durch die Einnahme von Protonenhemmern steht dem Organismus nicht mehr genug Vitamin B12 zur Verfügung. Vitamin B12 ist bei vielen Stoffwechselvorgängen in den Zellen dringend notwendig. Außerdem kontrolliert Vitamin B12 die Schließmuskulatur des Magens. Ein Mangel an Vitamin B12 kann alleine schon die Ursache für die Refluxbeschwerden sein. Außerdem sind bei einem Mangel an Vitamin B12 neurologische Probleme vorprogrammiert. Nehmen Sie beispielsweise bereits sehr lange Protonenhemmer, können Symptome wie Restless Legs oder Burning Feet die Folge sein. Auch Energielosigkeit und Müdigkeit sind darauf zurückzuführen. Und weil bei vielen Menschen die Behandlung der Leitlinien-Medizin bei Magenschmerzen nicht greift und sich die Symptome manchmal sogar verschlimmern, suchen Sie unter anderem unsere Praxis auf.

Bei diesen Patienten ist es das Wichtigste, herauszufinden, was die Ursachen für ihre Beschwerden überhaupt sind. Grundsätzlich teste ich alle Patienten, die neu zu mir kommen, aus, auf welcher Ebene sich ihr Hauptstörfeld befindet. Bei den meisten Patienten mit Magenproblemen – ich hatte das eingangs schon angedeutet – sind es Probleme auf der psycho-emotionalen und auf der regulativen Ebene. Regulativ bedeutet für viele dieser Patienten, dass sie entweder einen Enzymmangel haben oder eine Nahrungsmittelunverträglichkeit.

Ein Beispiel: *Erst vor Kurzem besuchte mich eine neue Patientin, die seit zwölf Jahren ständig starke Magenschmerzen hatte. Sie wurde von ihrem Arzt mit Protonenpumpen-Infusionen behandelt und hatte wegen Helio-*

bacter-pylori-Nachweis bereits mehrere Antibiotikabehandlungen hinter sich. Aber ihre Beschwerden verschwanden trotz dieser intensiven Behandlungen nicht. In diesem Fall war es relativ einfach. Bei meinem Test stellte ich einen Pepsinmangel fest. Ich verordnete ihr Pepsin und schon nach zwei Tagen rief sie mich an und meinte: „Es ist wie ein Wunder, ich habe überhaupt keine Magenschmerzen mehr." Um ihre Darmflora, die von den vielen Behandlungen ebenfalls in Mitleidenschaft gezogen wurde, wieder zu stärken, machten wir zusätzlich eine mikrobiologische Therapie. Außerdem war bei ihr noch der Vitamin-B12-Haushalt so im Keller, dass eine Mitochondrien-Therapie durchgeführt wurde. Jetzt braucht sie nur noch Pepsin, wenn sie vermehrt eiweißhaltige Nahrung zu sich nimmt.

Natürlich ist es in den meisten Fällen nicht so einfach. Liegen die Probleme vor allem auf der regulativen Ebene, ist es sehr wichtig, einen Nahrungsmittelunverträglichkeitstest auf der Basis einer Blutprobe durchzuführen. Nach zwei Wochen erhält man den Laborbefund. Darin aufgelistet ist, welche Lebensmittel man bedenkenlos essen kann und welche man möglicherweise zumindest über einen Zeitraum von drei, sechs und zwölf Monaten meiden sollte. Halten sich die Patienten an diese Ernährungsleitlinien, erleben sie sehr häufig das Verschwinden ihrer Magenprobleme.

Problem 3: Das Absetzen von Protronenhemmern. Ich habe aber auch Patienten, die schon 10 bis 15 Jahre Protonenhemmer einnehmen, und dies auch noch tun, wenn sie mich konsultieren. Selbst wenn ich eine Ursache finde, ist es in diesem Fall nicht so leicht, die Protonenhemmer einfach abzusetzen. Es braucht oft ein langsames Ausschleichen, kombiniert mit einer mikrobiologischen Therapie, der Gabe von hochdosiertem Vitamin B12 und eine homöopathische Behandlung mit Nux Vomica C30 und Arsenica Album C30. Das beschreibe ich sehr genau in meinem Buch „Ich fühle mich krank, warum findet niemand etwas?". Wer dazu mehr wissen will, kann in diesem Buch nachsehen oder zu uns in die Praxis kommen, um auf der Grundlage der Ursachenforschung den für ihn oder sie richtigen Mix der Zusammenstellung zu erhalten.

Setzen Sie diese Medikamente zu schnell ab, ist es, als würde man plötzlich eine Staumauer einreißen. Die Protonenhemmer verhindern die Produktion und Ausschüttung von Magensäure und dadurch entsteht sozusagen ein Staudamm. Nicht mit Wasser darin, sondern mit Magensäure, und diese würde bei einem allzu abrupten Absetzen den Magen plötzlich überfluten. Das wäre viel zu viel und die Beschwerden würden wieder sehr heftig. Deswegen ist ein Ausschleichen besonders wichtig bei gleichzeitiger Unterstützung des Stoffwechsels wie oben beschrieben. Das Vitamin B12 ist dabei besonders wichtig, da es dabei hilft, die Schließmuskeln des Magens zu kontrollieren. Mit dieser Kombination kann es Ihnen auch nach vielen, vielen Jahren der Einnahme von Protonenhemmern gelingen, davon loszukommen. Das Wichtigste aber – und ich werde nicht müde, das zu betonen – ist die Ursachen zu behandeln. Halten Sie sich an die entsprechenden Ernährungsleitlinien Ihres Nahrungsmittelunverträglichkeitsbefundes. Gleichzeitig ist es oftmals sinnvoll, manche Genussgifte zu reduzieren. Bei vielen Menschen stellt nun mal übermäßiger Kaffeegenuss die Hauptursache ihrer Magenschleimhautreizungen und Magenprobleme dar. Liegt die Hauptursache in der Welt Ihrer Gefühle, dann ist natürlich diese an erster Stelle zu behandeln. Selbst eine gedankliche Blockade muss gelöst werden.

Ich bin an dieser Stelle das beste Beispiel dafür. *Vor Jahren war ich so blockiert in meiner Gedankenwelt und regelrecht besessen von der Vorstellung, wie sich der Sohn meiner Frau verhalten müsste, dass ich solche Magenprobleme bekam, die ich mit den mir bis dahin bekannten Möglichkeiten nicht beheben konnte. Erst eine Frau, die man als Medium bezeichnen kann, hat mir geholfen, mich aus meinen festgefahrenen Gedanken zu befreien. Oft genügt tatsächlich das Zulassen eines anderen Gedankens oder das Aussprechen eines Satzes, und man öffnet dadurch eine Tür. Beim Hindurchgehen durch diese Türe habe ich eine regelrechte Befreiung erlebt.*

Gerade bei Magenbeschwerden stehen Gedanken und Gefühle wie „Ich bin nicht geliebt“ oder „Ich bin mit der Situation überfordert“ sehr oft im Vordergrund und verursachen körperliche Probleme. Das gilt es zu erkennen. Es muss eine Lösung gefunden werden. Die alten Glaubenssätze, die dazu beigetragen haben, diese Krankheitssymptome hervorzurufen, müssen aufgedeckt und umprogrammiert werden. Erst dann kann der Mensch wieder in sein Gleichgewicht kommen. Geschieht dies nicht, helfen auch die ganzen Medikamente und anderen Maßnahmen nicht.

Ich kann auf eine ganze Reihe von Patienten zurückblicken, bei denen gerade eine psycho-kinesiologische Behandlung geholfen hat, derartige Magenproblematiken zu lösen.

Sie können auch selbst in sich hineinhören und überprüfen, ob bei Ihnen solche umgangssprachlichen Sätze zutreffen, wie „Ich bin ständig überfordert“ – „Ich finde das alles zum Kotzen“ – „Mir bleibt alles im Hals stecken“. Dann wäre es gut, sich einen Therapeuten zu suchen, der Ihnen hilft, die Welt Ihrer Gefühle wieder in Ordnung zu bringen.

Die häufigsten Ursachen bei chronischen Magenschmerzen

- Enzymmangel
- Genussgifte (Koffein oder hochprozentiger Alkohol)
- Nahrungsmittelunverträglichkeiten
- toter Zahn auf dem Magenmeridian
- Blockade auf der Gefühlsebene (etwa Überfordertsein, Sich-nicht-geliebt-Fühlen)
- Blockade auf der gedanklichen Ebene (Fanatismus, etwa Impfbefürworter, Impfgegner; alle, die sich auf einen bestimmten Gedanken, eine bestimmte Gesinnung versteifen und nichts anderes mehr zulassen)
- Vitamin-B12-Mangel

Dies sind die häufigsten Ursachen, die ich bei Menschen mit Magenproblemen gefunden habe. Natürlich gibt es auch andere Möglichkeiten, aber diese treten in einem vergleichsweise geringen Prozentsatz auf. Außerdem, das möchte ich an dieser Stelle auch betonen, bekomme ich Patienten, die sich mit den Protonenhemmern und der Antibiotika-Behandlung gut gefühlt haben, gar nicht zu Gesicht.

Tipps und Hausmittel im Akutfall

Hier gehe ich auf ein breites Spektrum an Maßnahmen für bestimmte Beschwerden von Reflux über Magenschmerzen bis Magenbrennen ein:

Eine **Vitamin-B12-Gabe** ist bei allen Magenbeschwerden angezeigt, denn Vitamin B12 ist der Kontrolleur der Magenmuskeln, also des Mageneingangs und -ausgangs. Daher ist es gerade bei Reflux-Problemen notwendig, als Erstes herauszufinden, ob möglicherweise ein Vitamin-B12-Mangel zugrunde liegt. Allein schon die hohe Gabe von Vitamin B12 zum Beispiel 3-mal 2000 Mikrogramm pro Tag über zwei Wochen verteilt, kann Ihnen zeigen, ob sich damit Ihre Refluxbeschwerden deutlich verbessern. Vorausgesetzt, Sie nehmen schon längere Zeit keine Protonenpumpenhemmer mehr ein.

Pepsin. Haben Sie zufällig noch eine perniziöse Anämie, das heißt einen bestimmten Mangel an Hämoglobin der roten Blutkörperchen, dann wäre es wichtig, das Magenenzym Pepsin in Tablettenform zu nehmen. Das sollte aber ein Arzt verschreiben.

Nux vomica C30 und **Arsenikum Album C30**. Bei akuten Symptomen, etwa bei Magenschmerzen, Aufstoßen oder Brennen im Magen, helfen oft die beiden homöopathischen Mittel Nux vomica C30 und Arsenikum Album C30. Hier nimmt man abwechselnd zehn Globuli alle Stunde ein, und sehr häufig verschwinden die Magen-Probleme. Dann können Sie die Einnahme auch wieder aussetzen.

Natron. Haben Sie eine Säure-Problematik, die sich in Magenschmerzen, Aufstoßen oder Brennen im Magen äußert, ist oft auch Küchennatron eine gute Hilfe. Sie können das Natron im Handel erwerben und nehmen nach einer Mahlzeit einen Tee- bis Esslöffel davon aufgelöst in Wasser, je nachdem wie stark Ihr Säuregefühl im Magen ist. Grundsätzlich ist darauf zu achten, sich eher basenreich, das heißt, mit viel Gemüse und Obst auf seinem Speisezettel zu ernähren und vor allem Süßes wegzulassen.

Iberogast ist gerade bei Magendruck, Völlegefühl, Sodbrennen oder Magenschmerzen bei zu hohem Kaffeekonsum ein sehr empfehlenswertes natürliches Präparat aus Süßholz, Mariendistel, Kümmel und weiteren Kräutern und Wurzeln. Es hilft oft auch bei unspezifischen Bauchschmerzen.

Natürlich sind all diese Mittel nur einige Hinweise, die sich bei mir in der Praxis bewährt haben. Es gibt sehr viel Literatur zu alternativen Behandlungsmethoden bei Magenschmerzen. Beschäftigen Sie sich damit und finden Sie heraus, was für Sie am zuträglichsten ist. Treten Ihre Beschwerden hauptsächlich in Stresssituationen auf oder wenn Sie beruflich oder privat mit Menschen zu tun haben, mit denen Sie überhaupt nicht auskommen, hilft Ihnen auch das Ableite-Mudra.

Mudras sind bestimmte Handhaltungen (siehe Abbildung 3), die das energetische Feld um einen herum beeinflussen können. Sie wirken nach außen und nach innen, ohne dass man etwas sagen muss. Von den Menschen, mit denen man zu tun hat, werden sie in den meisten Fällen wortlos verstanden. Das bekannteste Mudra in Deutschland war die Handhaltung der Raute von Kanzlerin Merkel vor ihrem Nabel. Diese sagt einfach aus: „Ich bin in meiner Mitte und mir kann niemand etwas anhaben."

Das Ableite-Mudra gibt Ihnen eine gewisse Stärke, denn es lässt negative Energien nicht mehr so gut in Sie hinein. Sie formen einfach Ihre beiden Hände, wie auf dem Bild gezeigt. Strecken

Sie dabei die Hände am Körper nach unten. Dabei wirkt das Mudra wie eine Ableitung der Energie in den Boden. Probieren Sie es aus! Es ist jederzeit und schnell umzusetzen, wann immer eine Person oder eine Sache nervt.

Haben Sie immer wieder das Gefühl, überfordert zu sein, erlernen Sie die Entspannungstechnik der **Progressiven Muskelentspannung nach Jacobson** (die Beschreibung dazu, siehe Seite 32). Sie hilft Ihnen dann auch in solchen akuten Situationen, weil Sie, wenn Sie in dieser Entspannungsmethode geübt sind, diese auch kurzfristig und im Bruchteil von Sekunden abrufen und anwenden können. Sollte sich das Problem damit auch nicht lösen lassen, liegt vermutlich eine emotionale oder gedankliche Blockade vor. Sie zu erkennen und zu lösen ist sehr heilsam und steigert auch die Lebensqualität.

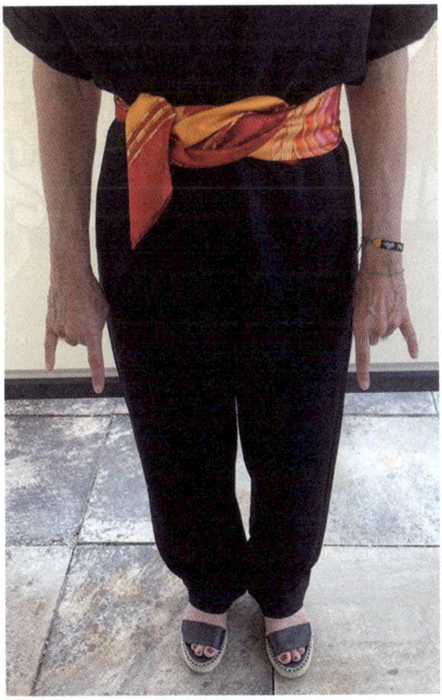

Das Ableite-Mudra hilft schnell, negative Gedanken abzustreifen.

Leberbelastungen – Verstopfung, Müdigkeit, Leistungsschwäche

Die Patienten, die speziell mit Leberproblemen kommen, sind nicht sehr häufig. In der herkömmlichen Medizin gibt es bei Leberproblematiken eigentlich nur die folgenden Diagnosen: Fettleber, Leberzirrhose oder Gallensteine. Man muss sich aber klarmachen, dass die Leber mit ihren durchschnittlich 1,4 Kilogramm mit das größte Entgiftungsorgan im Organismus ist. Sie befindet sich im rechten Oberbauch und füllt auch den Raum unter dem rechten Rippenbogen nahezu vollständig aus. Die Leber selbst tut eigentlich nie weh, außer ein Gallenstein steckt fest und es kommt zu Gallenkoliken mit krampfartigen Schmerzen im Oberbauch.

Allerdings sind die Symptome einer Leberbelastung sehr vielschichtig: Sie reichen von Stuhlgangsproblemen wie Verstopfung, Müdigkeit und Energielosigkeit bis hin zu psychischen Auffälligkeiten wie Melancholie. Auch Zugluft-Empfindlichkeit, Atemnot und Druck im rechten Oberbauch können Anzeichen einer Leberbelastung sein. Im Blutbild sind die Leberwerte auffällig erhöht und beim Ultraschall zeigt sich oft eine Vergrößerung der Leber. In der normalen Arztpraxis wird Ihnen bei einem solchen Befund lediglich geraten, trinken Sie vier bis fünf Wochen keinen Alkohol und nehmen Sie ab. Die Leber an sich wird ansonsten nicht weiter behandelt. Im schlimmsten Fall, wenn die Ursache nicht behoben wird, steht am Ende die Lebertransplantation als letzte Möglichkeit. Für mich als Arzt, der nach Ursachen forscht, ist das natürlich kein ausreichender Behandlungsansatz. Sich lediglich auf das Abnehmen oder den Alkoholkonsum zu konzentrieren, ist bei Weitem nicht genug.

Warum sind die Leberwerte erhöht?

In der Leitlinien-Medizin wird natürlich zuerst nach einer Infektion durch Hepatitisviren gesucht, die eine Leberentzündung auslösen können. Oft haben Menschen eine solche Infektion auch durchgemacht, ohne es zu wissen. Außer sie hatten wirklich eine Gelbsucht, dann haben sie dies sicher bemerkt und waren auch auf einer Infektionsstation, oder sie hatten die Gelbsucht wegen etwaiger Gallensteine. Ansonsten äußert sich eine solche Infektion wie eine Sommergrippe, durch Übelkeit, Erbrechen, Bauchschmerzen und gelegentlich durch erhöhte Temperatur. Den meisten Menschen ist es gar nicht bewusst, dass sie eine Hepatitis durchgemacht haben. Ob eine solche Leberentzündung vorliegt oder auch vor einiger Zeit stattgefunden hat, ist durch den Nachweis von Antikörpern leicht festzustellen.

Bei allen anderen Patienten bedeuten erhöhte Leberwerte, dass die Leber in ihrer Entgiftungsfunktion überlastet ist. Die Leber regelt den Zucker-, Fett- und Eiweißstoffwechsel und entgiftet den Körper. Von ihr wird die Gallenflüssigkeit gebildet, in der dann viele Stoffe enthalten sind, die der Körper nach dem Entgiftungsvorgang loswerden will. In der Gallenflüssigkeit ist ein hoher Anteil an Cholesterin, Kalzium oder Bilirubin. Ist kein freier Abfluss in den Ausführungsgängen der Leber möglich, können sich Gallensteine und Cholesterinsteine bilden. Dann ist auch die Entgiftungsfunktion der Leber beeinträchtigt. Es kommt in solchen Fällen immer wieder zu Rückstauungen des Gallenflusses und dadurch zu Rückvergiftungen. Daher rate ich Patienten mit Symptomen einer Leberüberlastung zur Leber-Gallen-Reinigungskur nach Dr. Hulda Clark. Das ist eine eineinhalbtägige Behandlung, die die Patienten unter Anleitung ihres Arztes zu Hause durchführen können. Bei dieser Kur werden die Gallengänge gründlich gereinigt. Sie darf nur nach vorheriger Ultraschall-Untersuchung durchgeführt werden, mit der sichergestellt wird, dass sich keine harten Gallensteine in der Gallenblase befinden. Es gibt nämlich viele stumme Gallensteine, die wir gar nicht spüren und die oft nur bei einer Routineuntersuchung entdeckt werden. Während der Reinigungskur werden die Patienten aufgefordert, bei der Darmentleerung ein Sieb in die Toilette zu hängen, um die Cholesterinsteine sichtbar zu machen.

Dazu fällt mir eine Patientin ein, die schon lange unter Seitenkopfschmerzen litt. Sie hat diese Gallenreinigungskur durchgeführt und brachte bei ihrem nächsten Besuch in der Praxis ein ganzes Marmeladenglas voll mit diesen durchsichtig grünlichen Cholesterinsteinen mit. Ihre Kopfschmerzen waren durch die Kur wie weggeblasen, sagte sie. Daher macht sie die Reinigungskur nun einmal im Jahr, weil sie sie als sehr befreiend empfunden hat. Ich hatte ihr zu dieser Maßnahme geraten, weil Seitenkopfschmerzen und Zugluftempfindlichkeit ein Indiz für eine Belastung des Leber-Gallen-Stoffwechsels sind.

Sie können sich sicher vorstellen, dass eine solche Anzahl an Cholesterinsteinen den Gallenfluss behindert und damit auch die Entgiftungsleistung der Leber stört. Auch bei Menschen, deren Gefühlswelt sich als „himmelhoch jauchzend, zu Tode betrübt" beschreiben lässt, signalisiert dieses Symptom häufig eine Verstopfung der Gallengänge mit Cholesterinsteinen. In der psychologischen Betrachtung symbolisiert die Leber Unternehmergeist und auch Melancholie. Das hat schon der berühmteste Arzt des Altertums Hippokrates (460 – 370 v. Chr.) festgestellt, und der griechische und in Rom lebende Arzt Galenus hat die Theorie weiter ausgebaut. Die Galle wird von der Leber produziert und sammelt sich in der Gallenblase. Fließt die Galle beziehungsweise die Gallenflüssigkeit gut, ist man mutig und unternehmenslustig. Stockt die Galle, wird man melancholisch. Sie kennen vermutlich in Ihrem Bekanntenkreis solche Menschen, die sowohl vor Unternehmergeist strotzen und dann wieder Momente erleben, in denen sie Trübsal blasen – und das sind nicht die Uninteressantesten.

Für mich als Arzt ist es besonders wichtig, bei Patienten in einer melancholischen Phase immer den Gallenfluss anzuregen (siehe Tipps und Hausmittel Seite 90). Eine andere Ursache für Störungen im Leber-Stoffwechsel lässt sich natürlich auf die Ernährung zurückführen. Daher ist bei der Diagnose „erhöhte Leberwerte" immer auch ein Test auf eine Nahrungsmittelunverträglichkeiten angezeigt. Besonders häufig tritt bei Betroffenen eine Laktoseintoleranz auf. Es gibt kein Tier im Tierreich, das im Erwachsenenstadium noch Muttermilch zu sich nimmt. Denn was bedeutet Laktose? Laktose ist Milchzucker. Er besteht aus Glukose und Galaktose und wird durch das Enzym Laktase aufgespalten. Glukose ist der Energiebrennstoff und Galaktose ist für den Aufbau von Zellwänden notwendig. Ist ein Mensch mit zirka 18 oder 19 Jahren ausgewachsen, ist es genetisch in uns programmiert, dass unser Körper dieses Enzym nicht mehr in so großer Menge herstellt. Was soll noch wachsen – Tumore? Es wird nur noch so viel hergestellt, um den Zellerneuerungsprozess in unserem Körper zu gewährleisten.

Das Trinken von einem – wie von der Werbung angepriesenen – Glas Milch ist für Erwachsene eher schädlich. Blähungen und Unwohlsein sind die Folge. Diese Menschen wissen das aber nicht und trinken weiter in der Arbeit ihre vielen Tassen Kaffee. Sie tun immer viel Milch dazu, um die Bitterstoffe des Kaffees nicht zu schmecken. Warum trinken die meisten anderen Nationen, wie die Italiener und Spanier, immer nur einen Espresso oder einen Cafè solo? Sie wollen den Bitterstoff, um die Verdauungsorgane anzuregen, und nicht, um sich mit Koffein aufzuputschen oder einen Flüssigkeitsmangel zu beheben. Ist im Organismus eines Menschen zu wenig Laktrase vorhanden, um die Milch oder die Sahne im Kaffee direkt zu verdauen, muss diese über die Leber abgebaut werden, was das ganze Organ belastet.

Ist die Leber überfordert, wird sie größer, ist aber gleichzeitig weniger leistungsfähig. Das bekommen Betroffene durch Leistungsabfall und Müdigkeit zu spüren, und die Diagnose lautet dann Fettleber. Daher ist es immer die Aufgabe des Arztes, die störenden und belastenden Faktoren für die Leber herauszufinden und sie zu behandeln. Einfach abzuwarten und nichts zu tun, ist gefährlich. Die Leber ist zwar ein sehr nachsichtiges Organ, aber ist es ihr mal zu viel, kann sie ihren Betrieb auch einstellen, und dann ist die „Kacke wirklich am Dampfen“! Das führt zu Eiweißverlusten und Wassereinlagerungen wie Aszites, also Bauchwasser, und diesen Zustand zu beheben, dazu bedarf es sehr aufwendiger und invasiver Maßnahmen.

Häufigste Ursachen für Leberprobleme

- falsche Ernährungsgewohnheiten
- Nahrungsmittelunverträglichkeiten
- Cholesterinsteine
- Verkrampfungen der glatten Muskulatur
- Verstopfung mit Rückvergiftung (Hämorrhoiden können ein Symptom sein, da Giftstoffe bei Verstopfung nicht ausgeschieden werden)
- Metallintoxikation, ausgelöst durch Schwermetalle in der Nahrung, im Wasser, aus den Zähnen.

- Medikamentennebenwirkungen
- Probleme mit den Eckzähnen (das ist der Leber-Gallen-Zahn)
- ungelöste Konflikte, resultierend aus dem Gefühl von Wut und Traurigkeit

Die hier genannten sind für mich die häufigsten Ursachen bei den Patienten, die mit Leberproblemen in die Praxis kommen. Gleichzeitig ist eine Leberproblematik oft eine Folgeerscheinung anderer Erkrankungen, deren Symptome sich an einer ganz anderen Stelle im Körper bemerkbar machen. Daher sollte die Therapie der Leber bei allen chronischen Krankheiten in der Behandlung mitbedacht werden. Die Entgiftungsorgane zu stärken und anzuregen, ist außerordentlich wichtig. Denn Schadstoffe, abgebaute Zellen, Entzündungsabfälle und Gifte sollten den Organismus möglichst schnell verlassen, damit es zu keinen weiteren Schädigungen kommt. Hier ist die Leber als größtes Entgiftungsorgan besonders zu schützen, etwa mit einer Leberreinigung. Doch es gibt auch verschiedene andere Tipps und Hausmittel, die die Leber bei ihrer Arbeit unterstützen.

Tipps und Hausmittel zur Behandlung unserer Entgiftungszentrale

Was können Sie selbst tun, um Ihre Leber, dieses entgiftende Multitalent, das an so vielen Prozessen im Körper beteiligt ist, zu unterstützen?

Kaum Alkohol und Koffein zu sich nehmen. Indem Sie Genussgifte wie Alkohol und Koffein möglichst einschränken, können Sie sehr viel für Ihre Leber tun.

Tierisches Eiweiß reduzieren. Außerdem ist ein Verzehr von zu viel tierischem Eiweiß nicht immer förderlich für die Leber. Ich gebe meinen Patienten daher oft eine Richtlinie an die Hand: Eine Mahlzeit am Tag und einen Tag in der Woche kein tierisches Eiweiß.

Auf Entsäuerung achten. Wenn Konkremente wie Nieren- oder Gallensteine auftreten, deutet das immer auf einen Übersäuerungszustand hin. Das heißt, achten Sie auf eine basenreiche Ernährung.

Maggikraut, Liebstöckel, Löwenzahn und **Artischocken** sind phytotherapeutische Substanzen, die die Leber positiv beeinflussen. Extrakte von diesen Pflanzen sind oft in den angebotenen Lebertees enthalten. Wollen Sie sich einen guten Aperitif gönnen, empfehle ich, zwei Schnapsgläser Artischockensaft oder ein Schnapsglas Cynar zusammen mit einer ganzen, frisch ausgepressten Zitrone in einem Glas mit kaltem Wasser zu mischen. Ein paar Würfel Eis dazu, wenn Sie möchten, und vor dem Essen trinken. Das weckt Ihre Verdauungssäfte, speziell die der Leber.

Gallenkoliken vor allem zur Weihnachtszeit vorbauen. In der Praxis stelle ich besonders zur Weihnachtszeit eine Häufung an Gallenkoliken fest. Auslöser ist immer der Gansbraten, denn der Gallensaft ist besonders zur Verdauung von fettem Essen notwendig. Beim Verzehr einer Gans, die bekanntlich sehr fett ist, braucht unser Körper viel Gallensaft, um die Menge an Fett zu emulgieren und das Fett besser verdauen zu können. Daher fordert der Körper plötzlich viel Gallensaft an, wodurch es oft zu einem Stau beim Abfluss der Gallenflüssigkeit in den Dünndarm kommt. Waren vorher schon Gallen-Konkremente oder Steine vorhanden, löst dies eine Gallenkolik aus. Ich empfehle deswegen Patienten mit einer Gallenproblematik, ein- bis zweimal im Jahr – aber speziell vor Weihnachten – eine Leber- und Gallenreinigungskur durchzuführen.

Leberwickel. Spüren Sie manchmal einen Druck im rechten Oberbauch, speziell ein bis zwei Stunden nach dem Essen, empfiehlt sich ein sogenannter Leberwickel. Dazu legen Sie ein Tuch in eine große Schüssel, in die Sie zwei Liter warmes Wasser geben und zwei Teelöffel Ingwerpulver darin auflösen. Das gut durchtränkte Tuch wringen Sie etwas aus, damit es beim Herausnehmen nicht tropft, und platzieren es direkt auf der Haut über dem Leberbereich – rechter Oberbauch und Rippenbogen. Anschließend wickeln Sie ein Badetuch darüber, legen sich auf die Couch und belassen den Wickel für zwanzig Minuten dort. Der Stoffwechsel der Leber wird durch dieses Hausmittel sehr gut angeregt und man fühlt sich erleichtert.

Phönix-Entgiftungskur. Gerade bei chronischen Erkrankungen ist Entgiftung ein wichtiges Thema, deswegen verordne ich bei dieser Symptomatik die Phoenix-Entgiftungskur. Hier werden über 60 Tage die einzelnen Entgiftungsorgane Leber, Niere, Haut und Lymphsystem mit sogenannten spagyrischen Mitteln stimuliert. Im Wechsel wird alle drei Tage ein System nach dem anderen angeregt zu entgiften, erst die Leber, dann die Niere und dann die Haut. Das Lymphsystem wird täglich angeregt, da es für alle Vorgänge als Transortmedium notwendig ist. Dieser Vorgang findet sechsmal statt.

Grundsätzlich gilt bei jeder Belastung der Leber immer, die Durchblutung anzuregen, damit sie die vielen Aufgaben, die sie innehat, gut erfüllen kann. Als Neuraltherapeut kann ich dies allein durch das Quaddeln mit Lidocain am rechten Rippenbogen und im Gallengebiet erreichen. Das bringt den Patienten mit Leber-Beschwerden oft eine große Erleichterung.

Bei meiner Tätigkeit in Pakistan, wo ich im Rahmen des German Medicine Network vor zwanzig Jahren ehrenamtlich Ärzte in Schmerztherapie ausbildete, habe ich sehr viele Menschen mit Hepatitis C gesehen und versucht, sie mit meinen Methoden zu unterstützen. Neuraltherapeutisch habe ich oftmals speziell den oberen Grenzstrang behandelt. Diese Sympathikus-Ganglien versorgen das vegetative Nervensystem des ganzen Oberbauches. Mit der Injektion dorthin gibt man dem Organismus das Signal, reinen Tisch zu machen und schädliche Einflüsse zumindest kurzfristig auszublenden. Außerdem verabreichte ich hoch dosierte Vitamin-C-Infusionen, um das Immunsystem der Betroffenen zu stärken. Es wirkte fast wie ein Wunder, wie sich diese Patienten in zwei Stunden veränderten. Als sie in die

Klinik kamen, war ihre Haut gelblich und sie sahen sehr erschöpft aus. Nach der Behandlung veränderte sich ihre Hautfarbe, sie waren besser durchblutet und fühlten sich viel frischer. Es waren plötzlich andere Menschen, mit einer anderen Ausstrahlung.

Ich habe diese Behandlung durchgeführt, weil diese Patienten sich gar keine Interferonbehandlung leisten konnten. Außerdem ist es mir immer wichtig, das eigene Immunsystem zu unterstützen und eine virale Infektion nicht nur mit unterdrückenden Maßnahmen, die auch noch besonders teuer sind, anzugehen. Bei Virusinfektionen muss das Abwehrsystem des Körpers lernen, sich selbst zu helfen. Dann hat man die Aussicht auf Heilung. Eine unterdrückende Therapie müsste ja permanent fortgeführt werden. Aus diesem Grund habe ich auch die hoch dosierten Vitamin-C-Infusionen verabreicht. Dennoch gibt es viele andere Ansätze in der Behandlung. Aber für dieses Kapitel, denke ich, reicht diese Ausführung in Kürze.

Der Darm: Wenn die Verdauung zwackt

Wenn Patienten mit Verdauungsproblematiken zu mir kommen, haben sie entweder Verstopfung oder Durchfälle. Doch wie ist der Darm überhaupt beschaffen?

Der Darm ist ein geschwungener Muskelschlauch aus Dünndarm und Dickdarm, der bis zum After reicht. In ihm wird die Nahrung verdaut, Energie daraus gewonnen, bestimmte Hormone produziert und das Immunsystem aufgebaut. Bei voller Funktion kann sich der Darm auf über vier Meter ausdehnen und sorgt bei Beschwerden für Blähungen, Übelkeit, Bauchschmerzen, Durchfall und Verstopfung. Gleichzeitig, das stelle ich immer wieder verwundert fest, ist den meisten Menschen oft nicht bewusst, was ein normaler Stuhlgang ist. Nicht einmal den Apothekern. Ich hielt vor einigen Jahren regelmäßig Vorträge vor Apothekern, und irgendwann stellte ich die Frage: „Was ist für euch eigentlich ein normaler Stuhlgang?" Die Antwort war selbst für mich sehr verblüffend. Unisono wurde mir immer wieder die gleiche Antwort gegeben: Zwischen fünfmal am Tag und zweimal in der Woche sei ein normaler Stuhlgang. Anscheinend kannten sie die Theorien des bedeutenden deutschen Forschers nicht, der sich speziell mit dem Bauch und der Verdauung auseinandergesetzt

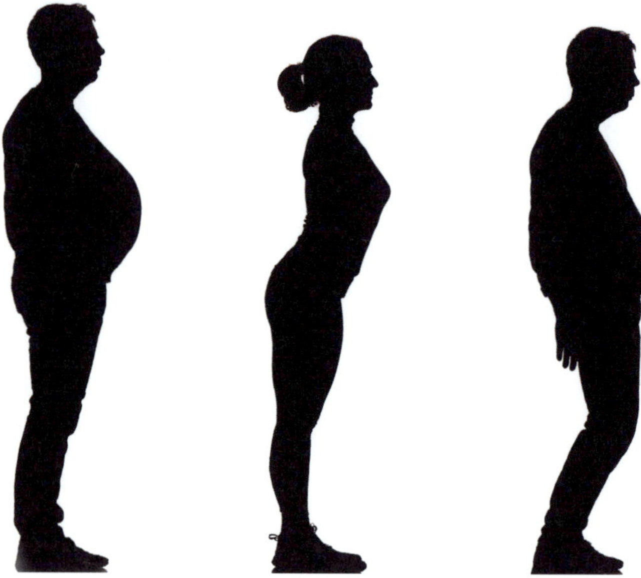

Großtrommelträger, Entenhaltung, Sämannsbauch – laut Darm-Experten Mayr zeigen sich so nach außen hin schon Darmentzündungen.

hat: der Gastroenterologe Dr. Franz Xaver Mayr, besser bekannt als F.X. Mayr (1875–1965). Er hat genau beschrieben, was ein normaler Bauchumfang und was ein normaler Stuhlgang ist.

Bei einem normalen Bauchumfang kann der untersuchende Arzt mit Daumen und Zeigefinger auf beiden Seiten die Rippenbögen berühren, wenn er seine Hand in einer bestimmten Position zwischen die Beckenknochen legt. Berührt er sie nicht, hat sich der Bauchraum verändert, was auf Darmentzündungen schließen lässt. Berühmt sind die Bilder des Darmsanierungs-Papstes Mayr von Leuten am Strand. An ihrer Bauchform, meinte er, ließe sich schon vieles erkennen. Seine Begrifflichkeiten wie Großtrommelträger, Entenhaltung oder Sämannsbauch (siehe Abbildung 4) deuten bereits an, welche Beschwerden die Patienten wohl haben könnten.

Solche Hinweise haben weder ich noch meine Tochter dreißig Jahre später während unserer medizinischen Ausbildung gehört. Aber jeder von uns kann diese Körperformen sofort selbst erkennen.

Der Darm selbst – ähnlich wie die Leber – tut nie weh. Außer bei Verengungen mit daraus folgenden Koliken oder einer Unterbrechung der Blutversorgung bei einem Darmverschluss. Ansonsten gilt es, die indirekten Zeichen einer Darmproblematik lesen zu lernen.

Augenmerk auf Körperhaltung und Stuhlgang

Die Körperhaltung und der Stuhlgang sind die auffälligsten Kennzeichen, wenn etwas mit dem Darm nicht in Ordnung ist. Daher hier gleich die Auflösung, was in meinen Augen und in denen von Dr. F.X. Mayr ein normaler Stuhlgang ist. Was wir gegessen haben, sollen wir am nächsten Tag wieder ausscheiden. Und zwar geformt – verzeihen Sie mir die Genauigkeit, aber sie ist an dieser Stelle wichtig – in einer Wurst, und Toilettenpapier sollte auch nicht notwendig sein. Die Häufigkeit hängt natürlich von dem ab, was und wie viel man zu sich genommen hat. Sie liegt aber in der Regel bei ein- bis dreimal pro Tag. Man kann dies gut überprüfen, indem man rote Bete oder Spinat isst. Dann sieht man schon allein an der Farbe des Stuhlgangs, ob es Essen von gestern war. Dazu ein Bild, das diese Zusammenhänge noch einmal näher verdeutlichen soll: Stellen Sie sich den Amazonas vor, wie langsam und träge der Urwaldstrom dahinfließt, aber trotzdem das Meer erreicht – seine Fluten sind dunkel und verschlackt. Ein Gebirgsbach sieht von seiner Wasserqualität her ganz anders aus. So stelle ich mir auch den Vorgang in meiner Verdauung vor. Wir nehmen mit unserer Nahrung so viele Stoffe zu uns, die verdaut werden müssen. Einiges benötigt unser Organismus zum Leben, anderes ist für ihn nicht oder nicht mehr von Nutzen, sondern manchmal sogar schädlich. Besonders der Abtransport dieser unnützen und schädlichen Stoffe muss schnell und unbürokratisch erfolgen. Deswegen am besten gleich am nächsten Tag.

Eine Verstopfungsneigung oder eine tatsächliche Verstopfung führt zum Bild des Amazonas, und es findet eine regelrechte Rückvergiftung statt. Allerdings gibt es auch den Fall, dass wir Substanzen aufnehmen – ich will in diesem Zusammenhang nicht nur von Nahrung sprechen –, die wir in ihrer Menge oder Zusammensetzung überhaupt nicht vertragen, daher will der Organismus diese möglichst schnell bis sofort wieder loswerden. Durchfälle sind die Folge. Gleichzeitig gibt es, wie in der Natur, nicht nur Schwarz und Weiß, sondern auch viele Graubereiche. Beim Stuhlgang ist es bei der Befragung der Patienten manchmal hilfreich, in Bildern zu sprechen: Ist der Stuhl wie eine Wurst, wie eine Minestrone, wie ein Kuhfladen oder sind es Schafpöppel? Jeder kann sich beim Lesen fragen, wie es bei ihm selbst ist. Ich habe hier kurz die grundlegendsten Symptome bei Darmproblemen beschrieben. In der Leitlinien-Medizin wird Verstopfung hauptsächlich mit Abführmitteln behandelt, Durchfälle mit Mitteln, die die Darmtätigkeit verlangsamen oder stoppen sollen. Nie oder eher selten wird nach den Ursachen dieser Symptome gefahndet.

Dazu folgendes Beispiel: Ich traf eine junge Mutter bei uns im Haus, die mit ihrem Säugling zum Kinderarzt ging, weil das Mädchen unter Verstopfung litt. Es wurden ihr bisher immer nur Abführmittel verschrieben. Das Kind war ein Kaiserschnitt-Baby und hat nicht, wie bei einer natürlichen Geburt, beim Durchtritt durch die Scheide die Mikroflora seiner Mutter mit dem Mund aufgenommen. Ich empfahl der Mutter, ihre Brustwarzen vor dem Stillen mit dem mikrobiologischem Mittel Prosymbioflor plus einzureiben. Nach zwei Tagen rief sie mich an und erzählte beglückt, dass das Mädchen jetzt ohne Abführmittel Stuhlgang hat.
Dieses Beispiel soll verdeutlichen, wie wichtig es ist, uns bei allen Verdauungsproblemen mit der Darmflora zu beschäftigen. Selbst schon bei Säuglingen und Kleinkindern.

Was sind die häufigsten Gründe für eine Verstopfung oder für Durchfallerkrankungen?

Die häufigsten Symptome, die auf eine Erkrankung des Darms hindeuten, sind Verstopfung und Durchfall. Bei Menschen, die zu Verstopfung neigen, gilt es, als Erstes zu fragen, wie viel Flüssigkeit sie täglich trinken. Gerade ältere Menschen wollen nicht viel trinken, da sie nachts zu oft zum Pinkeln gehen müssen. Das ist lästig und anstrengend für sie und kann – wie bereits im Herz-Kapitel beschrieben – oftmals mit einer verminderten Pumpleistung des Herzens zusammenhängen. In diesem Fall sollte man die Leistungskraft des Herzens verbessern, damit sie auch wieder ausreichend trinken wollen. Zwei Liter über den Tag verteilt sollten es mindestens sein.

Eine Verstopfungsneigung kann aber auch in einem Mangel an Verdauungsenzymen begründet sein. Es fehlt zum Beispiel eine ausreichende Menge an dem Magenenzym Pepsin oder die Gallenflüssigkeit fließt nicht richtig – es gibt zu wenig Bauchspeicheldrüsen-Enzym. Liegen solche Mangelzustände vor, lässt sich das mit der Gabe entsprechender Enzyme gut beheben. Bei angeborenem Enzymmangel müssen diese dauerhaft eingenommen werden.

Es gibt allerdings auch Patienten, bei denen die Ursache ihrer Verdauungsschwierigkeiten nicht so offensichtlich ist, weil sie Verstopfung und durchfallartige Stuhlgänge im Wechsel haben. Bei ihnen ist die gezielte Suche nach Nahrungsmittelunverträglichkeiten anzuraten. Dazu ist eine Blutuntersuchung notwendig, die die Immunglobulin-G-Antikörper für Nahrungsmittel unter die Lupe nimmt. Immunglobulin-G-Antikörper-Untersuchungen zeigen die Reaktionen unseres Organismus auf bestimmte Nahrungsmittel an, die auf eine Allergie des sogenannten verzögerten Typs hinweisen. Diese lassen sich durch einen Stuhltest nicht finden und sind auch den Betroffenen meist nicht bewusst. Allergien vom Sofort-Typ fallen in der Regel jedem und jeder auf: Essen Sie beispielsweise Erdbeeren und bekommen Sie am Abend rote Flecken, wissen Sie spätestens beim zweiten Mal, dass die Flecken eine Reaktion Ihres Körpers auf die Erdbeeren sind. Essen Sie Walnüsse und schwillt Ihre Kehle zu, wird Ihnen der Zusammenhang ebenfalls sehr schnell klar. Allergien vom verzögerten Typ jedoch lösen erst ein bis zwei Tage später Beschwerden aus. Folglich bringt man diese nicht mehr mit einem Lebensmittel in Verbindung, noch dazu, wenn man die gleichen Lebensmittel fast jeden Tag isst. In unserer schnelllebigen Zeit sind dies hauptsächlich Pizza, Hamburger, Brot und Nudeln. Eine abwechslungsreiche und ausgewogene Ernährung scheitert schon an der Zeit und den Lebensbedingungen der meisten Menschen. Wird eine Stoffgruppe von Ihrem System als nicht verträglich eingestuft, versucht Ihr Körper, sie loszuwerden – in Form von Durchfällen oder indem er im Abfallhaufen noch mehr versteckt – sprich, mit Verstopfung. Außerdem wehrt sich der ganze Organismus dagegen und löst an den unterschiedlichsten Stellen im Körper Entzündungsreaktionen aus. Darauf gehe ich bei der Lendenwirbelsäule nochmals explizit ein.

Eine andere Ursache für die Verstopfungen können auch psychische Probleme sein. Speziell Menschen, die alles ganz genau machen und kontrollieren müssen, können davon betroffen sein. Sie haben als Kind oft Situationen erlebt, in denen Sie sich nur durch Leistung anerkannt fühlten und hatten nicht das Gefühl, als Mensch an sich geliebt und überhaupt gesehen zu werden. Bei diesen Patienten kommt es öfter zu Verkrampfungen der Darmmuskulatur, was zu Verstopfung führen kann. Betroffene sind häufig von ihrer

Konstitution her sogenannte K-Typen. Ihre Beschwerden werden schlechter, wenn eine Kaltfront im Anmarsch ist. Sie sind vom Typus her schmallippig, frieren öfter und haben Schwierigkeiten, ihre Gefühle wahrzunehmen. Kommen Psyche und Konstitution zusammen, können die Stuhlgangprobleme erheblich sein. An der Konstitution kann man natürlich nichts verändern, deswegen gilt es, alle anderen Möglichkeiten der Ursachenbehebung auszuschöpfen.

Bei Durchfallerkrankungen sind Nahrungsmittelunverträglichkeiten meist die Hauptursache. Grundsätzlich hat diese Patientengruppe selbst ein gutes Gespür dafür, was er oder sie verträgt und was nicht. Eine kinesiologische Untersuchung und der Blutbefund können hier für weitere Transparenz sorgen. Manchmal erklären mir Patienten: „Die Nahrungsmittelunverträglichkeit wurde bei mir schon untersucht. Ich habe eine Laktose- und eine Histamin-Intoleranz." Das sind mit die einzigen Untersuchungen in der Leitlinien-Medizin, die in diesem Bereich durchgeführt werden. Oft wird noch, eventuell bei Durchfällen, eine Fruktose-Intoleranz festgestellt. Und die nächste Aussage ist häufig: „Sie haben keine Gluten-Unverträglichkeit. Die Darmbiopsie und Ihr Zonulinwert waren nicht auffällig." Mit diesen Befunden kommen Dutzende von verzweifelten Patienten zu mir: „Herr Doktor, ich kann doch nicht dauernd Cortison nehmen." Das erhalten die Patienten normalerweise bei chronischen Durchfällen, denn Durchfälle sind Darmentzündungen und in der Regelmedizin werden Entzündungen meistens mit Cortison behandelt oder – noch intensiver – mit Immunsuppressiva. Dieses Vorgehen ist bei einer Diagnose Colitis ulcerosa – häufige blutige Durchfälle – die Regel.

Bei der Diagnose Morbus Crohn – das ist ebenfalls eine Darmentzündung, die in bestimmten Darmabschnitten zu Verengungen mit kolikartigen Schmerzen führt, geht die Erkrankung oft mit einer Fistelbildung einher. Das sind Ausführungsgänge vom Darm nach außen, durch die der Darm seine Giftstoffe loswerden will. Bei diesem Krankheitsbild werden die gleichen Medikamente eingesetzt wie bei Colitis ulcerosa. Es werden dann nur noch die Engstellen im Darm operativ entfernt, wenn die Koliken zu stark sind. Andere Behandlungsmöglichkeiten und eine Suche nach Ursachen sind nicht vorgesehen.

Dazu möchte ich Ihnen den Fall einer jungen Frau etwas detaillierter schildern. Sie ist mir mittlerweile auch sehr ans Herz gewachsen. Vor zirka vier Jahren kam sie zu mir in die Praxis mit der Diagnose Colitis ulcerosa. Sie war damals 24 Jahre alt und hatte bis zu 20 blutige Durchfälle am Tag. Sie wollte eigentlich gar nicht mehr auf die Straße gehen. Zur damaligen Zeit war sie mit Cortison-Tabletten oral und Cortisonschaum als rektales Klistier und weiteren immunsuppressiven Medikamenten eingestellt. Trotzdem hatte die junge Frau weiterhin Beschwerden. Ich stellte eine Nahrungsmittelunverträglichkeit auf Gluten und Milchprodukte fest, außerdem waren bei ihr seelische Konflikte ungelöst. Versetzen Sie sich einmal in die Lage einer so jungen Frau: Mit dieser Medikation können Sie keine Kinder bekommen und sind Ihr Leben lang davon abhängig. Über einen Zeitraum von drei Jahren konnte sie alle ihre Medikamente absetzen, auch weil sie sich wirklich an die durch einen Bluttest bestimmten Ernährungsrichtlinien gehalten hat. Zudem bearbeiteten wir ihre ungelösten Konflikte. Mit Eiseninfusionen und einer Mitochondrien-Therapie konnten wir ihren Stoffwechsel immer weiter verbessern. Das war notwendig, denn durch die blutigen Durchfälle verlor sie über eine lange Zeit viel Blut und Eisen. Und das Allerschönste für mich und meine ganze Praxis ist die Tatsache, dass sie unlängst Mutter einer gesunden Tochter wurde. Ihre Mutter, die jetzt Oma geworden ist, schilderte mir in diesem Zusammenhang, dass ihr vor Jahren vom damals behandelnden Arzt mitgeteilt wurde: „Ihre Tochter wird nie Kinder bekommen können." Nun stellen Sie sich dieses Familienglück vor!

Da ich im Laufe der Zeit viele Menschen mit einer ähnlichen Problematik therapiert habe, ist es für mich vollkommen unverständlich, dass Untersuchungen auf Nahrungsmittelunverträglichkeiten von der Regelmedizin noch immer abgelehnt werden. Langsam fängt man wenigstens an, sich für das Mikrobiom wissenschaftlich zu interessieren. Aber natürlich nur von Seiten der Grundlagenforschung aus. Ob es daran liegt, dass mit Immunsuppressiva viel mehr Geld zu verdienen ist als mit der Gabe physiologischer Bakterien oder indem Menschen ihre Ernährung umstellen und ihr Darm darüber wieder in sein natürliches Gleichgewicht findet? Das ist natürlich eine Vermutung, aber sie lässt sich nicht von der Hand weisen.

Ich arbeite seit vierzig Jahren mit der mikrobiologischen Therapie und habe damit gerade bei Darmproblemen sehr vielen Menschen helfen können. Schließlich beherbergt ein einziges Gramm des Mikrobioms mehr Lebewesen als die Erde Menschen hat, und das gesamte Mikrobiom besitzt im Schnitt zwei Kilogramm Gewicht. Die Mehrzahl davon sind Bakterien, aber ein gesundes Mikrobiom beheimatet auch Viren und Pilze. Es hilft uns zu verdauen, regt das Immunsystem an, hemmt Entzündungen und stellt Vitamine und Hormone her, etwa das Glückshormon Serotonin und das Antreiberhormon Dopamin. Und weil Darm und Gehirn über den Vagus-Nerv, der zwischen Darm und Gehirn verläuft, im Austausch sind, hat das Mikrobiom auch Einfluss auf unsere Psyche. Umgekehrt hat unser Gehirn auch Einfluss auf unser Mikrobiom. Daher haben, so Wissenschaftler, ängstliche und gestresste Menschen ein anderes Mikrobiom als resiliente Personen. Folglich ist die Zusammensetzung des Mikrobioms bei jedem Menschen anders[5]. Da die Ausgewogenheit aller Lebewesen dort sehr wichtig ist, sollte eine Störung durch Stoffe, die eine Allergie auslösen oder die Flora stark reduzieren, möglichst vermieden werden.

Die wichtigsten Ursachen bei Darmbeschwerden

- Nahrungsmittelunverträglichkeit

- Pilzinfektion im Darm

- wurzelbehandelte Zähne mit Entzündungszeichen (6. und 7. Zahn im Unterkiefer, 4. und 5. Zahn im Oberkiefer)

- Metallbelastung (Nickel)

- Störung des Mikrobioms – Fehlbesiedelung durch Bakterien, etwa durch oftmalige Einnahme von Antibiotika

- Übersäuerung durch Silent Inflammation, das heißt, dass dadurch eine ständige Entzündung im Darm vorherrscht

- Mangel von Pepsin, Bauchspeicheldrüsen-Enzym oder Gallensaft

[5] Hasler, Prof. Dr., Gregor: „Die Darm-Hirn-Connection", Klett-Cotta, 2020.

- Eisenmangel
- ungelöste Konflikte
- hormonelle Dysbalance, oft hervorgerufen durch die Wechseljahre

Tipps und Hausmittel zur Behandlung von Verdauungsbeschwerden

Wenden wir uns bei den Tipps und Hausmitteln als Erstes der Verstopfung zu. Damit unser Organismus Stuhl ausscheiden kann, ist es unerlässlich, ihm dafür genügend Flüssigkeit zur Verfügung zu stellen. Das wissen Sie natürlich, auch dass es mindestens zwei Liter über den Tag verteilt sein sollten.

Ein Glas sehr warmes oder fast heißes Wasser vor dem Frühstück trinken. Das regt die Darmtätigkeit an und Sie trainieren mit diesem Signal ihren Körper zu einer morgendlichen Stuhlentleerung. Das lässt sich überall auf der Welt umsetzen und man baut mit dieser Maßnahme auch oft Reisestress vor. Nämlich, dass tagelang keine Entleerung stattfindet.

Ballon-Mini-Irrigator – ein empfehlenswertes Mittel für Menschen, die zu Verstopfung neigen. Dieser wird rektal eingeführt und regt den Darm zur Entleerung an. Hilfreich auch für Patienten, die gerade eine Chemotherapie machen.

Magnesium und Ozovit. Bei träger Stuhltätigkeit hilft oft auch schon die Einnahme dieser Präparate. In Ozovit ist der Wirkstoff Magnesiumperoxid enthalten, der in der Lage ist, im Magen-Darm-Trakt Sauerstoff abzuspalten und die Verdauung zu erleichtern. 2 mal täglich ¼ bis 1 Teelöffel, zwei Wochen lang. Bei einem Befund auf eine Nahrungsmittelunverträglichkeit gilt es, sich möglichst strikt daran zu halten und gleichzeitig eine mikrobiologische Therapie zu machen. Ich rate aber dazu, dies bei einem erfahrenen Therapeuten zu machen. Die Gabe von lebenden Bakterien ist oft ein schmaler Grat, auf dem man gehen muss, bis sich alles normalisiert hat. Ich beginne hier meistens mit Synerga. Später stelle ich dann auf Prosymbioflor und Symbioflor 1 und 2 um. Die mikrobiologischen Präparate Colibiogen und Mutaflor gehören auch zu dieser Therapie. Damit modulieren wir das ganze Immunsystem und stärken es damit. Grundsätzlich ist es sinnvoll, die Schutzflora des Darmes mit Bifidus- und Milchsäure-Bakterien drei bis vier Monate lang in Ordnung zu bringen und zu verbessern. Dazu gehören alle Probiotika, die sie aus der Werbung kennen.

Fermentierte Lebensmittel zu essen ist natürlich auch eine Möglichkeit, die Schutzflora in Form von Nahrungsmitteln zu sich zu nehmen. Etwa rohes Sauerkraut, Kimchi oder selbst fermentierte Gurken, Rote Beete etc., das ist gerade auch ein großer Trend und wird von mir unterstützt.

Bei Patienten, die zu **Durchfällen** neigen, haben sich folgende Akut-Maßnahmen bewährt: Heilerde, als Pulver oder als Kapseln. Außerdem sind Durchfälle oft ein Zeichen, dass überschüssige Säuren über den Darm abgeben werden. Zu empfehlen sind in einem solchen Fall:

Auch **Rephalysin** und **Myrrhinil-Intest** sollten in Ihrer Urlaubsapotheke nicht fehlen. Rephalysin ist ein Fermentationskonzentrat aus probiotischen Bakterien, die nicht im Kühlschrank aufbewahrt werden müssen. Myrrhinil-Intest ist ein Kombi-Präparat aus Myrrhe, Kaffeekohle und einem Trockenextrakt aus Kamillenblüten. Bei akuten Durchfällen jeweils 3-mal täglich 2 Tabletten einnehmen.

Außerdem sind Durchfälle oft ein Zeichen, dass überschüssige Säuren über den Darm abgegeben werden. Zu empfehlen sind in einem solchen Fall:

Entsäuerungsinfusionen, diese allerdings kann nur ein Arzt legen. Außerdem die **Trias der Gesundheit** anwenden, siehe Merkblatt, Seite 177:.

Entzündungen an Zähnen, die auf dem Dickdarm-Meridian liegen (sechster und siebter Zahn unten und vierter und fünfter Zahn oben) kann ein Zahnarzt eventuell aufdecken und sie dann behandeln.

Therapeutische Hilfe ist bei ungelösten Konflikten und psychischen Problemen ratsam. Dazu kann ein Therapeut aufgesucht werden oder ein Experte, der mit Psycho-Kinesiologie vertraut ist. Haben Sie immer wieder das Gefühl, ja keinen Fehler machen zu dürfen – bei Verstopfung – oder denken Sie oft „darauf könnte ich am liebsten scheißen“, dann wäre dieser Weg für Sie sicherlich hilfreich. Bei chronischen Darmbeschwerden ist sicherlich ein erfahrener Therapeut vonnöten, aber ich denke, das lohnt sich sehr! Einfach auch, weil man sich wesentlich besser fühlt, denn Probleme mit der Verdauung wirken sich auch auf die Psyche und den Geist aus – gilt der Darm doch als das zweite Gehirn unseres Körpers. Ebenso wie unser eigentliches Gehirn beeinflusst er unser Befinden genauso, ob wir uns körperlich und auch emotional gesund fühlen, leicht oder schwer, glücklich, müde oder traurig.

Ein starker Zusammenhang: Lendenwirbelsäule und Bauch!

Es wird Sie vielleicht erstaunen, dass Sie im Kapitel „Bauch“ nun etwas zur Lendenwirbelsäule zu lesen bekommen. Wie am Anfang des Kapitels aufgeführt, betrachte ich die Bauchregion von unterhalb des Rippenbogens bis zum Beckenkamm. Darunter fallen auch Rückenbeschwerden, die von der Lendenwirbelsäule ausstrahlen. Die Regelmedizin diagnostiziert in einem solchen Fall:

- **Myalgie**. Darunter versteht man durch die Muskulatur bedingte Schmerzen – Ursache unbekannt. Sie können von einer Überanstrengung herrühren oder einer unglücklichen Bewegung.

- **Ischialgie.** Das sind durch den Ischiasnerv hervorgerufene Beschwerden. Das deutet auf die Vorwölbung oder den Vorfall einer Bandscheibe hin. Hier lässt sich zumindest durch eine Magnetresonanztomografie (MRT) die Ursache der Schmerzen klären. Diese Patienten haben starke Schmerzen, die in ein Bein ausstrahlen. Manche können sich in einem solchen Zustand oft nur noch kriechend fortbewegen.

- **Lumbago** wird im Volksmund auch Hexenschuss genannt und ist die Vorwölbung einer Bandscheibe nicht zur Seite, sondern nach hinten. Diese Menschen haben Schmerzen im Rücken, ohne dass diese zu einer Seite hin ausstrahlen.

- **Lendenwirbelsäulen-(LWS)-Syndrom**. Das LWS-Syndrom wird oft dann als Diagnose gestellt, wenn sich keine eindeutigen Schmerzbänder, das heißt keine ausstrahlenden Schmerzen in ein Bein zeigen. Bei einer MRT-Untersuchung sind nur minimale Vorwölbungen darstellt und die Beschwerden und ihre Intensität sind unterschiedlich. Diese Diagnose bedeutet, der Arzt weiß eigentlich nicht, wie der Zustand zu erklären ist.

Immer wenn Ihnen die Diagnose „Syndrom" – ich sagte das bereits – gestellt wird, ist für den Arzt keine ersichtliche Ursache vorhanden, und er beschreibt entweder die Region, in der sich die Symptome zeigen, wie LWS-, HWS- oder Karpaltunnel-Syndrom, oder das Symptom selbst ohne Kenntnis einer Ursache, etwa Hypertonie-Syndrom oder Übersäuerungs-Syndrom. Wer daraufhin in einem Fachbuch nachschlägt oder googelt, findet viele Symptome, die zusammen das diagnostizierte Syndrom abbilden können.

Da ich lange als reiner Neuraltherapeut hauptsächlich Schmerzzustände behandelt habe, konnte ich bei einer Störfeldsuche mit diagnostischen Injektionen in den Bereich des vermuteten Störfelds häufig Störfelder ausschalten. Das würde einer Ursachen-Behandlung entsprechen. Tatsächlich konnte ich bei vielen Patienten zwar den akuten Schmerz beeinflussen, doch kamen gerade Rückenschmerz-Patienten wiederholt mit den gleichen Beschwerden zu mir. Als ich darüber nachdachte, fiel mir folgende Erkenntnis wie Schuppen von den Augen: Viele dieser Klienten zeigten nach der Lehre von F.X. Mayr schon beim Betrachten ihres Körpers Auffälligkeiten, die auf eine Darmentzündung hinwiesen. Bei weiterem Nachdenken und der bildlichen Vorstellung, was bei Darmentzündungen passiert, wurde mir Folgendes klar: Jede Entzündung geht mit einer Übersäuerung und der Einlagerung von Entzündungsflüssigkeit einher. Liegt man nachts im Bett, liegt der entzündete Darm auf der Wirbelsäule, und die Entzündungsflüssigkeit, die vom Darm austritt, lockert den straffen Bandapparat, der die Wirbelsäule vor Schäden bewahren soll. In der Folge können die Bandscheiben nach hinten (Lumbago) oder zur Seite (Ischialgie) herausrutschen.

Besonders junge, starke Menschen, die sich regelmäßig selbst beim Bücken nach einem Blatt Papier einen Hexenschuss holen, gehören zu dieser Gruppe. Seit ich mich auch viel mit der Sanierung des Darmes beschäftigt habe, sind diese Patienten gesund geworden. Eigentlich ist das nicht wirtschaftlich gedacht, denn so verliert man Dauerpatienten. Doch vertrete ich als Arzt andere Werte und finde es immer wieder fantastisch, jemanden als geheilt entlassen zu können. Eine Praxis lebt von zufriedenen Patienten, und Mundpropaganda ist das Beste, was einem passieren kann. Denn es fallen viele Menschen durch das Raster der Regelmedizin und suchen dringend Hilfe. Daher, wenn ich Ihnen einen Rat geben darf: Forschen Sie bei wiederkehrenden Rückenschmerzen nach Ursachen speziell im Bauchraum. In diesem Zusammenhang denke ich gleich an drei Patienten-Beispiele, deren Beschwerden in der gleichen Ursache wurzelten.

Eine Patientin zum Beispiel hatte ständig Rückenschmerzen von der Halswirbelsäule bis zur Brustwirbelsäule. Sie wurde von der herkömmlichen Medizin mit den Schmerzmedikamenten Diclofenac und Ibuprofen behandelt. Damit verbesserte sich ihr Zustand, doch traten die Schmerzen in immer kürzeren Zeitabständen wieder auf. Ich hatte – als ich ihren Befund sah – den Verdacht, dass eine chronische Blinddarmentzündung hinter ihren Beschwerden stecken könnte. Diese ließ sich durch eine diagnostische Injektion tatsächlich nachweisen, denn sofort verminderten sich die Schmerzen. Allerdings besteht das Risiko bei einer Injektion des chronisch entzündeten Blinddarms, dass sich dadurch eine akute Appendizitis – also eine akute Entzündung des Wurmfortsatzes – entwickeln kann. Das geschah dann auch bei dieser Frau. Glücklicherweise habe ich das Problem mit ihr und einem befreundeten Chirurgen im Vorfeld besprochen, so konnte die Patientin sofort operiert werden. Seit diesem Eingriff sind ihre immer wieder auftretenden Rückenschmerzen Vergangenheit.

Ein anderer Patient hatte ebenfalls regelmäßig wiederkehrende Rückenschmerzen. Bei einem Test mit einer Nosode – das ist ein homöopathisches Mittel, das Gleiches mit Gleichem heilen soll, in diesem Fall die chronische Appendizitis, bestätigte sich meine Vermutung. Allerdings konnte eine Ultraschall-Untersuchung keinen entzündeten Blinddarm erkennen. Der Patient ließ sich trotzdem bei meinem Chirurgen operieren. Am nächsten Tag rief der Operateur mich an und schilderte mir, dass der Blinddarm sich in den Dickdarm hineingestülpt hatte. Deswegen hatte man ihn auf dem Ultraschallbild nicht sehen können. Und auch dieser Patient kennt seit der OP keine Rückenschmerzen mehr.

Ein weiterer Klient, sehr sportlich, Tennis- und Fußball-Spieler, konnte diese Hobbies aufgrund seiner Rückenschmerzen nicht mehr ausüben. Er hatte zahlreiche Orthopäden und Sportmediziner aufgesucht und erhielt die gängigen Behandlungen bis hin zu Cortison-Infusionen. Doch all das half nichts. Auch bei ihm diagnostizierte ich eine chronische Blinddarmentzündung. Allerdings wollte dieser junge Mann sich nicht unters Messer legen und nahm das Risiko einer Injektion des entsprechenden Störfeldes auf sich, obwohl er wusste, dass dies zu einer akuten Entzündung führen könnte. Dazu kam es bei ihm nicht und er konnte vier Jahre lang beschwerdefrei sportlich wieder alles machen. Als die Beschwerden nach dieser Zeit wieder auftraten, ließ er sich wieder eine Injektion an den Blinddarm geben. Zu einer Operation hat er sich bis heute nicht entschließen können. Das Fazit all dieser Beispiele ist, dass eine Darmentzündung immer auch Probleme an der Wirbelsäule hervorrufen kann – bei chronischen Beschwerden wohlgemerkt! Denn akute Beschwerden können schließlich auch durch eine Überanstrengung hervorgerufen werden.

Häufige Ursachen für Probleme mit der Lendenwirbelsäule

- Chronische Darmentzündungen, vor allem aufgrund von Nahrungsmittelunverträglichkeiten
- Chronische Blinddarmentzündung
- Übersäuerung

- Verschiebung eines Lendenwirbelgelenks
- Beinlängendifferenzen
- Atlasblockade
- Zahnprobleme (sechster und siebter Zahn unten oder vierter und fünfter Zahn oben)
- Metallintoxikation
- Ungelöste Gefühlstraumata (Angstzustände oder Gefühle der Unbeugsamkeit)

Tipps für die Behandlung und Hausmittel

Wenn jemand akute Rückenschmerzen hat, gilt es, erst einmal die Schmerzen zu lindern. Dafür sind die gängigen Schmerzmittel wie Ibuprofen zum Beispiel wirklich gut. Es ist aber immer wichtig, sich in diesem Zustand richtig zu bewegen und zu lagern. Sie können im akuten Zustand zum Beispiel einen Stuhl ins Bett stellen und Ihre Füße darüberhängen. Diese Maßnahme entlastet die Wirbelsäule.

Sie müssen sich auch angewöhnen, sich richtig hinzulegen und richtig aufzustehen. Dabei ist wichtig:

Sich über die Seite hinzulegen und aufzustehen und die sogenannte Klappmesser-Bewegung vermeiden. Oder: Beim Bücken gerade in die Knie gehen und sich dabei nicht nach vorne neigen – das ist für die Wirbelsäule ebenfalls sehr viel stressfreier.

Keine osteopathischen und physiotherapeutischen Behandlungen bei einem akuten Anfall durchführen lassen. Erst wieder in einem schmerzfreien Intervall.

Vollbad mit Küchennatron, wenn das möglich sein sollte. Dazu zwei große Tassen Küchennatron auf eine Badewanne voll mit für sie angenehm temperiertem Wasser geben und 15 Minuten lang darin eintauchen. Wärmeanwendungen sind bei 90 Prozent meiner Patienten hilfreich. Die anderen 10 Prozent haben ein Verlangen nach Kälte. Den Kältereiz aber nur kurz ausführen, etwa indem Sie einen Eisbeutel oder Thermopads aus dem Gefrierschrank nehmen und diese in ein Handtuch gewickelt an die schmerzende Stelle geben.

Infiltration des Nervs. Das bedeutet, mit einem Lokalanästhetikum die Stelle des schmerzenden Nervs direkt anzuspritzen. Diese Maßnahme ist fast unschlagbar. Gute Akupunkteure können natürlich ähnlich helfen, und zwar mit einer Akupunkturnadel, die sie direkt an die Stelle der Blockade und des Schmerzes setzen.

Treten wiederkehrend Rückenschmerzen auf, sollten Sie nach den Ursachen fahnden und diese beheben. Meiner Erfahrung nach, ist eine Rückenoperation meist nicht unbedingt nötig, außer Sie haben Lähmungserscheinungen. Denn ich habe schon so viele Patienten erlebt, die eine oder mehrere Bandscheiben-Operationen hinter sich hatten, und dennoch kehrten die gleichen Schmerzen wieder. Für Sie ist das Ergründen der Wurzel Ihrer Beschwerden das einzig Sinnvolle. Ich habe oben die wichtigsten Ursachen beschrieben. Vielleicht suchen Sie mit einem Therapeuten nach dem Grund und nehmen die Fährte auf, um die wahre Ursache zu finden und mit entsprechenden Behandlungen abzustellen. Das würde ich Ihnen wünschen.

Schlussbemerkung:

Auch in diesem Kapitel habe ich die Symptome und die nach meiner Erfahrung häufigsten Ursachen und Behandlungsansätze dazu aufgeschrieben – in der Hoffnung, einigen von Ihnen einen Weg aus Ihrem Jammertal zu zeigen.

6. Der Beckenbereich

Ich zähle zu dieser Körperregion alle Beschwerden, die unterhalb unseres Bauches angesiedelt sind. Meiner Erfahrung nach sind das hauptsächlich diese Symptomkomplexe: die Harnblase, die Geschlechtsorgane, der Bereich des Kreuzbeines und die Beine. Im Folgenden berichte ich über die Erkrankungen, mit denen im Laufe meiner ärztlichen Tätigkeit die meisten Patienten zu mir gekommen sind.

Blasenprobleme

Die häufigste Erkrankung im Blasenbereich ist die chronische Blasenentzündung. Es sind vor allem Frauen betroffen. Diese Frauen können einem richtig leidtun. Immer wieder werden sie von Schmerzen beim Wasserlassen, von einem häufigen Harndrang und regelrechten Krampfzuständen geplagt. Man kann sich lebhaft vorstellen, wie unangenehm das für diese Frauen ist.

In der Leitlinien-Medizin wird bei diesen Symptomen ein Abstrich vom Urin genommen, ein Antibiogramm erstellt und ein Antibiotikum verordnet. Die Frauen, die regelmäßig Blasenentzündungen entwickeln, haben schon unzählige Antibiosen hinter sich und trotzdem immer wieder die gleichen Beschwerden. Sie kommen zu mir in die Praxis, weil sie verzweifelt sind, da sich nichts verändert und immer nur das Gleiche gemacht wird. Zudem haben viele von ihnen bereits eine Resistenz gegen die Antibiotika entwickelt. Manche von ihnen haben sogar oft ziemliche Nebenwirkungen auf die gängige Behandlung und wollen sich nicht einfach – wie das oftmals bei chronischen Erkrankungen der Fall ist – damit zufriedengeben: „Die Blase ist halt meine Achillesferse. Ich bin eben in diesem Bereich überempfindlich und muss das ertragen."

Wie gehe ich in diesem Fall vor?

Hier kommen wieder die schon wohlbekannten W-Fragen ins Spiel: „**Seit wann** treten diese Beschwerden auf?", „**Wodurch** werden sie ausgelöst?" Viele Frauen bekommen eine Blasenentzündung oft im Urlaub, wenn sie häufiger Geschlechtsverkehr haben. Oder weil der

Stress der letzten Tage nachlässt. Andere Frauen beschreiben in der Anamnese oft einen weißlichen Ausfluss, der die Entzündungen verstärkt. Bei wieder anderen setzen die Blasenentzündungen erst oft nach den Wechseljahren oder nach einer Operation an der Gebärmutter ein. Es gibt also die unterschiedlichsten Gründe, die bei diesen Beschwerden eine Rolle spielen, und es scheint widersinnig, die betroffenen Frauen alle gleich zu behandeln.

Im Akutstadium ist es aber manchmal notwendig, ein Antibiotikum zu verordnen. Es sollte aber nicht zur Regel werden, sondern man sollte versuchen, herauszufinden, was bei der einzelnen Frau die Ursache sein könnte.

Estriol in den Wechseljahren. Beginnen die Blasenentzündungen zum Beispiel erst nach den Wechseljahren, ist häufig ein Mangel an Estriol der Auslöser. Das ist das Hormon, das für die Scheidenflüssigkeit zuständig ist. Ein Mangel dieses Hormons und die daraus resultierende Scheidentrockenheit kann grundsätzlich Entzündungen fördern. Denn dadurch hat sich das Milieu des Mikrobioms der Scheide verändert, was ihre Abwehrkraft schwächt. Hier wäre die Gabe von Estriol sinnvoll.

Auch jeder Eingriff, beispielsweise eine Operation an der Gebärmutter, kann das Milieu in der Scheide beeinflussen und die physiologische Bakterienflora verändern. Konkurrierende Bakterienstämme streiten sich dann um den gleichen Fressplatz, und in den meisten Fällen gewinnen nicht die guten Bakterien diesen Kampf. Sie fragen sich vielleicht an dieser Stelle, warum ich bei den Blasenentzündungen hauptsächlich über das Scheidenmilieu spreche? Allein die anatomische Nähe des Blaseneingangs zur Scheide und der kurze Weg vom Eingang bis in die Blase selbst machen eine Störung der Scheidenflora zum Hauptverursacher chronischer Blasenentzündungen. Bei Männern ist dieser Weg mit zirka 20 Zentimetern fünfmal so lang. Dadurch sind sie für Blasenentzündungen weniger anfällig als Frauen.

Pilzkur aufgrund vieler Antibiosen. Hatten Sie häufiger schon Antibiosen aufgrund von Infekten, ist das natürliche Mikrobiom bereits gestört. Die Einnahme eines Antibiotikums kann häufig eine Pilzinfektion nach sich ziehen. Diese kann dann überall sein – im Mund, im Darm, auf der Haut und auch in der Scheide. In der Scheide erkennt man dies an einem weißlichen Ausfluss, und oft ist auch ein Jucken dabei zu spüren. Werden die Frauen bei einem positiven Urinabstrich – es werden Bakterien nachgewiesen – weiterhin nur mit Antibiotika behandelt, wird die Immunschwäche der Frauen immer gravierender. Der Abstrich kann nämlich gar nicht zwischen natürlichen und krank machenden Bakterien unterscheiden, sondern zeigt nur an, dass Bakterien vorhanden sind. Bei vielen Frauen ist eine Pilzkur, sowohl oral als auch lokal ausreichend, um chronische Blasenentzündungen zu beheben.

Aufbau der Scheidenflora. Regelmäßige Blasenentzündungen nach dem Geschlechtsverkehr sind ein Indiz für eine grundsätzliche Schwäche des Immunsystems. Hier ist ein lokaler Aufbau der Scheidenflora besonders wichtig. Außerdem sollte das Immunsystem im Darm ebenfalls mit einer mikrobiologischen Therapie gestärkt und nach der Ursache für das schwache Immunsystem gefahndet werden, um sie entsprechend zu behandeln. Ich erwähne hier nur kurz eine eventuelle Metallbelastung oder eine Nahrungsmittelunverträglichkeit. Beide Ursachen können für ein schwaches Immunsystem verantwortlich sein und waren bei verschiedenen Patientinnen immer wieder ein Auslöser.

Doch warum kommt es gerade nach dem Geschlechtsverkehr so häufig zu Blasenentzündungen? Das liegt meistens daran, dass nicht genug physiologische Coli-Bakterien vorhanden sind. Mit diesen schult unser Organismus seine Abwehrkräfte, um sich gegen krank machende Coli-Bakterien zu wehren. Deswegen ist die Behandlung mit einer Autovaccine aus Stuhl und Urin bei mir in den letzten 35 Jahren fast immer der Schlüssel zum Erfolg bei derartigen Diagnosen gewesen. Sie als betroffene Frau und ich als Therapeut können nur hoffen, dass es bald wieder möglich sein wird, diesen Eigenimpfstoff herstellen zu können. Seit Corona sind keine Eigenimpfstoffe, sondern nur noch Fremdimpfstoffe zugelassen.

Die Paarbeziehungen und die Urlaubsfreuden können mit diesen Maßnahmen sicherlich wieder stressfreier werden.

Reizblase. Ein anderes Thema für Probleme mit der Blase sind Reizblasen. Hier werden fast nie Bakterien im Urin gefunden, die Beschwerden allerdings ähneln einer Entzündung. Auch wenn es nicht zu krampfartigen Schmerzen kommt, ist der Drang, auf die Toilette zu gehen, noch viel größer als bei einer Blasenentzündung. Die ausgeschiedene Urinmenge fällt aber deutlich geringer aus und das Brennen ist nicht so stark. Trotzdem ist es für diese Frauen eine Plage, weil sie in einer solchen Situation oft gar nicht mehr die eigenen vier Wände verlassen wollen. Als Ursache kommen oft Ängste und energetische Störungen auf dem Blasenmeridian zum Tragen. Der Blasenmeridian und die ihm zugeordnete Gefühlsebene ist die Angst. Meist ist es eine Angst, verlassen zu werden. Viele dieser Frauen fühlen sich nicht ausreichend wertgeschätzt, auch nicht von ihrem Partner. Sie wollen oft mehr Zuwendung erfahren. Da aber Männer ihre Liebe oftmals nur darüber zeigen, indem sie mit ihren Frauen schlafen, kann die Reizblase auf der einen Seite ein Zeichen ihrer Sehnsucht nach Zuwendung sein, auf der anderen Seite kann es dann aber auch ein Grund dafür sein, keinen Geschlechtsverkehr haben zu müssen. Der Partner weiß ja nicht, was ich brauche.

Auf diese Gedanken bin ich auch deswegen gekommen, da viele Frauen mit ständigen Reizblasen meistens auch einen hormonellen Mangelzustand haben. Meistens ist therapeutisch eine Gabe von Progesteron angezeigt. Das Hormon ist wichtig für die Förderung und den Erhalt einer Schwangerschaft. Das ist normalerweise ein Zustand, in dem sich die Frauen in ihrem Körper und ihrer weiblichen Rolle gut fühlen. Aus diesem Grund wird Progesteron auch als Wohlfühlhormon bezeichnet.

Eine große Hilfe für diese Frauen ist zudem eine Injektion an der Schilddrüse mit dem naturheilkundlichen Komplexmittel Calmavera zusammen mit dem Lokalanästhetikum Lidocain. Dieser Mix beeinflusst das vegetative Nervensystem positiv. Das Stresslevel wird durch diese Injektion vermindert. Schließlich wird der Drang, schnell auf die Toilette zu müssen, vor allem auch dann ausgelöst, wenn man sich aufregt. Auch eine neuraltherapeutische Behandlung mit Quaddeln über dem Unterleib mit Lidocain ist sehr hilfreich, da auch das für eine Entspannung der Blase sorgt.

Häufige Ursachen für Blasenprobleme

- Fehlbesiedelung der Scheidenflora
- schwaches Immunsystem
- Pilzinfektionen
- Probleme im Schneidezahnbereich; diese Zähne gehören zum Blasenmeridian. Auch eine feststehende Brücke über der Mittellinie im Schneidezahnbereich des Oberkiefers kann ein Störfeld sein.
- ungelöste Konflikte – Angstzustände und Kontaktschwierigkeiten.
- hormonelle Dysbalance

Tipps und Hausmittel zur Therapie

Um eine akute Blasenentzündung zu therapieren, sind Medikamente wie **Cystinol**, das aus Bärentraubenblättern hergestellt wird, ratsam sowie **Nieren- und Blasentees.** Die Tees sollten in größerer Menge getrunken werden, um die Krankheitserreger aus der Blase herauszuspülen.

Angocin. Bevor Sie ein chemisches Antibiotikum einsetzen, sollte Sie als erstes Mittel ein pflanzliches **Antibiotikum** wie Angocin versuchen. Sind die Schmerzen sehr stark, führt kein Weg an einem richtigen Antibiotikum vorbei. Bevor Sie dieses jedoch einnehmen, sollten Sie, um das richtige auszuwählen, mit einem Antibiogramm das entsprechende Antibiotikum austesten. Damit wird klar, welches Antibiotikum tatsächlich wirksam sein wird. Gleichzeitig sollten Sie bei jeder Behandlung mit einem herkömmlichen Antibiotikum eine mikrobiologische Therapie anschließen (siehe Merkblatt „Mikrobiologische Therapie“, Seite 176) Hatten Sie schon häufiger Antibiotika-Behandlungen, rate ich auch zu einer **Pilzkur**. Diese wird oral mit Präparaten wie Adiclair und lokal mit Nystatin-Scheidenzäpfchen durchgeführt. Das Merkblatt für eine Pilzkur findet sich im Anhang (Seite176). Gleichzeitig sollte der Darm infolge häufiger Antibiosen immer mitbehandelt werden. Die Gabe von physiologischen Darmbakterien – die krank machende Darmbakterien verdrängen – verbessert das Immunsystem und verhindert das erneute Anwachsen einer Pilzpopulation. Das ist deswegen so wichtig, da 80 Prozent des Immunsystem durch das physiologische Mikrobiom des Darmes getriggert werden.

Stellen Sie sich einen Golfplatz vor. Sie haben ein Green mit einem super gepflegten Rasen. Befindet sich auf diesem Green ein breitblättriges Unkraut, dann ist das Putten sehr schwierig. Das Unkraut entspricht dem Pilz in der Schleimhaut. Stechen Sie das Unkraut aus (Pilzkur), dann kommt die Erde zum Vorschein und Sie müssen dort wieder guten Rasen einsäen (mikrobiologische Therapie), damit das Unkraut nicht sofort wieder nachwächst. Erst wenn der Rasen nachgewachsen und gut gepflegt ist, ist das Putten wieder ohne Probleme möglich. Dann fühlt sich der Golfer beziehungsweise wir uns als Menschen wieder wohl.

Ein gutes Mikrobiom ist natürlich auch in der Scheide besonders wichtig. Die Scheide hat aber eine andere physiologische Zusammensetzung von Bakterien wie der Darm. Deswegen müssen Scheiden-Zäpfchen mit den entsprechenden Bakterien über einen längeren Zeitraum eingeführt werden – zum Beispiel Vagiflor oder Symbiovag.

Akupunktur und Neuraltherapie. Ihr Arzt kann Ihnen in einer akuten Phase auch mit Akupunktur und Neuraltherapie eine Hilfe sein.

Psychotherapie und Hormone. Bei einer Reizblase schaffen oft eine psychotherapeutische und hormonelle Behandlung Abhilfe.

Um wiederkehrende Blasenentzündungen vorzubeugen, empfehle ich folgenden Maßnahmen.

Ansteigende Fußbäder. Diese sollten zweimal fünf Tage – mit je zwei Tagen Pause dazwischen – hintereinander gemacht werden. Am besten kurz vor dem Zubettgehen. Reiben Sie die Fußsohlen vor dem Fußbad mit Melissenöl ein, das steigert die Durchblutung, und ziehen Sie danach Wollsocken zum Schlafen an. Vermutlich schlafen Sie dann sehr gut. Frauen mit chronischen Blasenentzündungen sind sowieso oft recht verfroren. Deswegen sind ansteigende Fußbäder ein gutes Training für Nieren und Blase und eine Wohltat für Körper und Seele (Anleitung Seite 32).

Sauna, Dampfbad und Ingwerwickel. Dieser Wickel wird über die Nierenregion am Unterbauch ähnlich dem Leberwickel (Seite 91) direkt auf die Haut gelegt, nachdem ein Geschirrtuch in heißem Wasser mit Ingwerpulver getränkt wurde.

Kältereize sollten gerade von Frauen, die zu einer Blasen-Problematik neigen, nur kurz angewendet werden. Bitte nicht vergessen, sich vorher aufzuwärmen. Das wäre auch als Training für eine gesunde Blase zu empfehlen, Pfarrer Kneipp lässt grüßen. Auch Wechselbäder und Wechselduschen, um Kreislauf und Immunsystem anzuregen, helfen, die natürliche Abwehrkraft zu trainieren.

Männliche und weibliche Geschlechtsorgane und Dysbalancen des Hormonhaushaltes

Der zweite große Bereich in der Region des Beckens im Zusammenhang mit chronischen Beschwerden ist für mich die Behandlung der männlichen und weiblichen Geschlechtsorgane und die Regulation des Hormonhaushaltes. Immer wieder werde ich, obwohl ich kein Gynäkologe bin, mit Periodenproblemen und Veränderungen an der Gebärmutter befragt. Aber auch Männer suchen mich oft auf, um sich bei ihren Problemen in diesem Bereich beraten zu lassen. Ich möchte daher beide Themenkomplexe getrennt voneinander behandeln. Ich beginne zuerst bei den Frauen.

Bei Frauen: Periodenschmerzen und Zyklusstörungen

Sehr häufig klagen Frauen über Periodenschmerzen oder Störungen ihres weiblichen Zyklus. Viele suchen Rat, weil ihnen in diesem Fall meistens nur die Antibabypille verschrieben wurde. Doch oft werden die Schmerzen gar nicht oder nur teilweise von der Pille beeinflusst. Außerdem ist das für einige keine echte Lösung, da sie gern schwanger werden und trotzdem die Schmerzen los sein wollen. Daneben gibt es viele junge Frauen, die gar keine Periode haben oder diese nur sehr unregelmäßig. Auch ihnen wird immer nur die Pille verschrieben.

Um aufzudecken, was sich hinter diesen Problematiken verbirgt, leisten die W-Fragen wieder hilfreiche Dienste: „**Wann** haben die Schmerzen/Unregelmäßigkeiten angefangen?", „Schon seit der ersten Periode oder erst später?", „Haben Sie diese Schmerzen alle vier oder alle acht Wochen?" Und: „**Wodurch** lassen sich die Schmerzen oder die Unregelmäßigkeiten beeinflussen?"

Allein die Beantwortung dieser Fragen deutet mir schon eine Richtung an. Denn treten die Schmerzen nur alle acht Wochen auf, sollte nach einem Knick im Eileiter gesucht werden. Die Erklärung: Alle vier Wochen wechseln sich die Eierstöcke beim Ausreifen eines Eis ab. Das heißt, einmal ist der linke und nach vier Wochen der rechte Eierstock an der Reihe.

Setzen die Schmerzen erst nach einer Geburt oder nach dem Beginn einer neuen Arbeitsstelle ein, deutet das auf ganz andere Ursachen hin. Ein Ja auf die Frage „**Wurden** die Zähne behandelt und neue Materialien, wie ein Retainer dort eingebracht? Wurde eine Kupfer- oder eine Hormonspirale eingesetzt?" Die jeweiligen Antworten können auf wieder andere Ursachen einen Hinweis geben. Ebenso ein Ja auf die Frage „Wurden Sie vorher operiert?".

Sie sehen, die Liste der Fragen ist sehr lang und jede Ja-Antwort deutet auf eine andere Ursache hin. Vermutlich hat Ihr Frauenarzt Ihnen solche Fragen bisher kaum gestellt. Wenn doch, sind Sie gut aufgehoben bei ihr oder ihm und haben auch keine Probleme in dem Bereich. Wenn nicht, wäre eine Ursachenforschung wichtig. Ein Beispiel, das ich auch in meinem Buch „Ich fühle mich krank, warum findet niemand etwas" beschrieben habe.

Vor vielen Jahren kam eine Patientin zu mir, da sie regelmäßig Abs-

zesse an der Scheide bekam und diese jedes Mal aufgeschnitten wurden. Eine nicht gerade angenehme Vorstellung und für die Frau eine Katastrophe. Wir fanden heraus, dass ihr Leiden erst begonnen hatte, als ihr eine Kupferspirale eingesetzt wurde. Sie ließ sich die Spirale entfernen und damit fanden auch die Abszesse ein Ende.

Immer wieder stellte ich bei Periodenproblemen sowohl bei Schmerzen als auch bei Unregelmäßigkeiten innerhalb des Zyklus eine Metallunverträglichkeit fest. Bei Frauen mit ausbleibender Periode ist öfter ein beruflicher oder privater Stresszustand die Ursache. Sie sind in ihrer Welt so gefangen, dass ihre Monatsblutung nicht zu ihrem Lebensmodell passt. Sie glauben, sich in der Geschäftswelt ständig beweisen zu müssen. Das geht in ihren Augen nur mit ständiger Verfügbarkeit. Bei Hormonmessungen stelle ich dann häufig einen totalen Mangel an Progesteron fest. Diese Frauen lassen sich oft Pillen verschreiben, mit denen die monatliche Blutung unterdrückt wird. Oder sie nehmen sie permanent ein, ohne in der Zeit, in der die Periode eintreten sollte, damit aufzuhören.

Als Arzt mit Blick auf den gesamten Körper, ist das nicht förderlich, da die Regelblutung, wie der Name schon sagt, eine regelmäßige Reinigung des Organismus der Frau darstellt. Bleibt diese Reinigung aus, gibt es Hilfeschreie des Körpers. Etwa Hautunreinheiten, Kopfschmerzen, Burnout-Syndrome, um nur einige zu nennen. Die weibliche Natur lässt sich künstliche Einflussnahme nicht so einfach gefallen. Auch die Welt der Gefühle kommt sehr oft durcheinander. Das Progesteron ist das Wohlfühlhormon des Körpers und wird von Frauen und auch Männern benötigt. Um zu überprüfen, ob dieser Wirkstoff in Ihrer Pille vorhanden ist, werfen Sie kurz einen Blick auf die Pille, die Sie einnehmen. Denn meist kommt als Hauptanteil Östrogen als hormoneller Wirkstoff zum Einsatz, und weniger oder kaum Progesteron.

Ich empfehle zur Verhütung bei den jungen Frauen eher eine Gestagen-haltige Minipille zu nehmen oder die Temperaturmessung mit dem Scheidenschleimtest anzuwenden. Wird der Schleim klebrig und zieht Fäden, ist die Gefahr oder die Möglichkeit für eine Schwangerschaft am größten.

Bei den Frauen, die überhaupt gerne eine regelmäßige Periode haben möchten, sind die Ursachen – wie schon angesprochen – zu beheben. Es muss zum Beispiel der Hormonhaushalt entsprechend unterstützt werden – je nach Blutbild oder Test. Bei den meisten Frauen hat sich die Gabe von Mönchspfeffer in Tablettenform im Zeitraum von ihrer Periode bis zum Eisprung und im Zeitraum vom Eisprung bis zur Periode die Gabe von naturidentischem Progesteron als sehr hilfreich bewährt. Manchmal ist eine höhere Dosis von Progesteron, vor allem bei jungen Geschäftsfrauen und Unternehmensberaterinnen, notwendig. Denn das Hormon hat zusätzlich eine stabilisierende und ausgleichende Wirkung, gerade bei dem Stresslevel, dem sich diese jungen Frauen im beruflichen Alltag oftmals gegenübersehen. Außerdem setzt damit die Periode häufig wieder regelmäßig ein. Frauen während und nach den Wechseljahren ist ebenfalls mit diesem Hormon-Mix bei Problemen mit der Periode oftmals gut zu helfen.

Da wir hier ja nach Ursachen für Probleme im Unterleib suchen, muss ich auch erwähnen, dass stumme Gallensteine manchmal auch einen Zusammenhang mit dem weiblichen Unterleib haben.

Probleme mit dem Darm, wie gerade beim Thema „Blasenentzündung“ beschrieben, wirken sich auch auf die Blase, die Gebärmutter und die Eierstöcke aus. Das liegt an der nachbarschaftlichen Nähe des Enddarms zu diesen Organen. Alles liegt im Inneren des Beckens, und wenn ein Organ entzündet ist, kann sich das auf das benachbarte Organ auswirken. Operationen im Beckenbereich oder auch Steißbeinfrakturen können sich auf die Geschlechtsorgane und auf den ganzen Organismus auswirken.

Die häufigsten Ursachen für Probleme im Zusammenhang mit den weiblichen Geschlechtsorganen

- Metallunverträglichkeit
- hormonelle Dysbalance
- Immunschwäche
- Zahnprobleme (Schneidezahnbereich)
- psychischer Stress

- gedankliche Blockade (Probleme mit der Rolle als Frau)
- Schlafplatzstörungen
- Beeinflussung durch andere Störfelder wie Narben, alte Entzündungsherde

Tipps und Hausmittel im Akutfall

Da die meisten Probleme in diesem Bereich längerfristig zu behandeln sind, kann ich nicht so viele Vorschläge für Antimittel für zu Hause geben. Schmerztherapie machen die meisten Frauen mit den bekannten Schmerzmitteln Ibuprofen oder Novalgin. Eine Alternative dazu wären **Phytodolor-Tropfen**. Dieses Schmerzmittel wird aus natürlichen Wirkstoffen wie Eschenrinde, Zitterpappelrinde und Goldrute hergestellt.

Spascupreel-Tabletten lindern auf sanftere Weise insbesondere krampfartige Schmerzen. In einer akuten Phase sollte man alle 30 Minuten zwei Tabletten lutschen oder eine sogenannte heiße Sieben (siehe Seite 40) herstellen und löffelweise trinken.

Sitzreibe-Bad. Bei vielen Frauen kann man die Periode durch ein Sitzreibe-Bad anregen. Dazu setzen Sie sich bei Einsetzen der Periode oder beim errechneten Termin quer in die Badewanne mit für Sie angenehm warmem Wasser und lassen die Füße über den Rand hängen. Dann kaltes Wasser zulaufen lassen und dabei den Unterleib und den Rücken mit einer Wurzelbürste fest abreiben. Den Vorgang zirka 10 Minuten lang ausführen. Das regt die Durchblutung im Becken stark an und damit oftmals auch Ihre Periode beziehungsweise deren Intensität. Meist werden die Periodenschmerzen durch diese Maßnahme ebenfalls leichter.

Blaue und orange Farbe. Aus der Farbtherapie ist bekannt, dass bei Schmerzen im Becken blaue Farbe auf dem Unterleib und orange Farbe auf dem Stirnbereich beruhigend wirken. Das erzielen Sie am besten mit entsprechend farbigen Lampen. Bei zu schwacher Periode gilt es, die Farben umzudrehen und Blau auf die Stirn und Orange auf den Unterleib strahlen zu lassen.

Schröpfköpfe im Kreuzbeinbereich oder Blutegel. Sie sind bei hartnäckigen Fällen von Amenorrhoe – also dem Ausbleiben der Periode – mögliche Helfer, um diesen Zustand in eine andere Richtung zu beeinflussen. Diese Maßnahmen sollte in jedem Fall ein Therapeut durchführen.

Psychotherapeutische Behandlung. Gestresste Frauen sollten auch über eine psychische Betreuung zur Lösung ihrer Probleme nachdenken. Oft haben sie ein Problem mit ihrem Rollenverständnis oder haben einen ungelösten Konflikt, der bei ihnen Emotionen wie Schamgefühl oder Liebessehnsucht auslöst.

Guter Schlaf, Yoga, Qi Gong, Pilates oder Meditation. Diese Maßnahmen helfen den Betroffenen oft auch, sich zu entspannen. Sie alle vermitteln ein wohltuendes Gefühl, helfen dabei, Energie zu tanken und verbessern ihre Gesamtsituation merklich. Dazu zählen ebenfalls entspannende Massagen.

Vertrauen. Grundsätzlich sind diese Frauen auf der Suche nach einem belastbaren Vertrauensverhältnis. Sie fühlen sich oft ausgenutzt und enttäuscht, ziehen sich gerne auf sich selbst zurück und haben Schwierigkeiten, sich zu öffnen und jemandem anzuvertrauen. So habe ich das oft in meinem Praxisalltag der vergangenen 40 Jahre erlebt. Wichtig ist es daher, gerade diesen sehr klugen und zum Teil hochempfindsamen Frauen nicht nur Medikamente zu verschreiben. Diese Patientinnen brauchen Verständnis für ihre oft intimen Probleme.

Bei Männern: Erektionsstörungen und Prostata-Probleme

Für mich als Mann und Arzt ist es etwas leichter, über dieses Thema zu sprechen, da ich alles am eigenen Leib erfahren kann und mir meine eigenen Gedanken dazu gemacht habe. Wir Männer sind eigentlich relativ einfach gestrickt. Geht es um das Geschlechtsorgan des Mannes, kommen Geschlechtsgenossen aus zwei Gründen zu mir:

Grund 1: Erektionsstörungen

Grund 2: Prostata-Probleme

Erektionsstörungen sind für den Mann natürlich sehr offensichtlich und verunsichern ihn in seiner Gesamtpersönlichkeit. Sie sind ein altbekanntes Problem und alle Kulturkreise haben sich damit auseinandergesetzt und nach Lösungen gesucht. Bei den Asiaten gibt es zwei völlig unterschiedliche Denkweisen zu diesem Thema.

Die einen wollen das Problem durch bestimmte Substanzen beheben, wie zum Beispiel pulverisiertes Horn vom Nashorn. Diese Methode stößt natürlich auf nicht viel Gegenliebe, insbesondere bei umweltbewussten Frauen. Es ist mit Tierschutz und Arterhaltung auch nicht vereinbar.

Drei von fünf Nashorn-Arten sind stark vom Aussterben bedroht. Vom Sumatra-Nashorn in Malaysia ist das letzte Tier bereits 2019 verstorben. Vom nördlichen Breitmaulnashorn leben nur noch zwei Exemplare in einem Naturpark in Kenia.

Gott sei Dank hat die Pharmaindustrie mit Viagra und ähnlichen Produkten eine Möglichkeit gefunden, die Selbstwertschätzung des Mannes wenigstens manchmal wiederherzustellen. Erlauben Sie mir an dieser Stelle den kleinen Abstecher über die pharmazeutische Lösung, bevor ich am Ende dieses Unterkapitels auf den zweiten Lösungsansatz der Asiaten eingehe.

Viagra allerdings ist für Herzpatienten problematisch, wie das etwa in der amerikanischen Komödie „Was das Herz begehrt" mit Jack Nicholson und Diane Keaton in den Hauptrollen leichtfüßig in Szene gesetzt ist. Zeigt es doch, wie kontraproduktiv sich die Einnahme von Viagra auf den Medikamenten-Mix auswirken kann, der Herzpatienten verschrieben wird: Nicholson erleidet dadurch, auch wenn er vorgibt, dass „alles okay" ist, einen Beinahe-Herzinfarkt. So verdeutlicht dieser Kino-Klassiker, dass diese Hilfskrücken der Männlichkeit sogar gefährlich sein können. Vor allem vor dem Hintergrund, dass hierzulande bis zu 75 Prozent der über 60-Jährigen von ihren Ärzten wegen der verschiedensten Diagnosen Herzmittel verschrieben bekommen. Das stellt Männer oftmals vor die Frage: „Will ich mein Selbstwertgefühl steigern oder vielleicht nicht so früh sterben?" Eine schwierige Entscheidung, aber lesen Sie nochmals im Kapitel „Herzprobleme" nach, und Sie finden möglicherweise leichter eine Entscheidungshilfe.

Auffallend für mich ist in den letzten zehn Jahren, wie viele junge Männer mit dem Thema „Erektionsstörungen" zu mir in die Praxis kamen. Organisch ist meistens nichts Auffälliges zu finden, das wurde vielfach auch bereits vom Urologen abgeklärt. Doch was ist dann die Ursache dieses Phänomens? Hier lässt sich ganz eindeutig sagen: Es ist der Erwartungsdruck, den sich die Männer, als die großen Hechte, oft selbst auferlegen. Denn in der Regel betrifft diese Schwierigkeit gutverdienende Manager oder Unternehmer, die beruflich immer an ihren Ergebnissen gemessen werden. Ihre Sexualität wird von ihnen häufig ähnlich wahrgenommen: „Wie viele Kontakte habe ich?", „Bringe ich auch hier meine Leistung?"

Da diese Patientengruppe beruflich sehr erfolgreich ist und der Beruf viel von jedem einzelnen abverlangt, streben sie gefühlsmäßige Beziehungen meist gar nicht an. Entsprechende Filme und die Werbung unterstützen sie in diesem Verhalten durch eine Glorifizierung des „lonesome Cowboy", der alles bekommt, was er will, ohne verbindliche Beziehungen einzugehen. Und selbst, wenn sich dieses Männerbild langsam zu ändern beginnt, dauert ein Kulturwandel meist Jahrzehnte.

Die Ursache eines solchen Verhaltens liegt – und das ist die Wurzel des Übels – in der Biografie dieser Männer begründet. Sie glauben, keine Fehler machen zu dürfen, und können nicht loslassen. Ist es möglich, diesen Konflikt mit einem Therapeuten zu lösen und haben sie dann auch noch das Glück an eine Partnerin zu geraten, bei der sie so sein dürfen, wie sie es sich wünschen – das bedeutet, als Person geliebt zu werden, ohne Leistung erbringen zu müssen, dann ist das Problem mit der Erektion sowieso meist behoben.

Bei älteren Männern sind die Ursachen für dieses Dilemma vielschichtiger. Grundsätzlich haben auch Männer ihre Wechseljahre, nur ungefähr zehn Jahre später als die Frauen. Auch ihr Hormonspiegel sinkt im Alter ab und sexuelle Bedürfnisse stehen nicht mehr so stark im Vordergrund. Dieses Phänomen bringt folgende Anekdote sehr humorvoll auf den Punkt.

Zum 60. Jahrestreffen gehen die Freunde ins Hotel „Grüner Baum". Denn da sind die Bedienungen am schärfsten. Zum 70. Jahrestreffen gehen sie ins Hotel „Grüner Baum", weil es da das beste Essen gibt. Zum 80. Jahrestreffen gehen die Freunde ins Hotel „Grüner Baum", weil dort die Toiletten am nächsten zur Gaststube liegen, und zum 90. Jahrestreffen gehen sie dorthin und fragen sich: „Waren wir hier schon mal?"

Auch an uns Männern geht der Zahn der Zeit nicht spurlos vorüber und auch ihre Interessenlage verändert sich. Für viele ältere Patienten, die in einer festen Beziehung leben, ist ein Leistungsdruck von Seiten der Partnerin meist nicht gegeben. Den machen sich die Männer selbst, da sie sich auf die veränderten Bedingungen nicht einstellen wollen. Oft haben die Männer auch deswegen Probleme, weil sie zum Beispiel Betablocker und Cholesterinsenker einnehmen sollen.

Bei Betablockern, das wissen die meisten, ist eine der am häufigsten genannten Nebenwirkungen die Erektionsstörung. Wer Cholesterinsenker einnimmt, kennt vermutlich den Zusammenhang nicht, dass aus Cholesterin die Geschlechtshormone im Körper hergestellt werden. Allein die Einnahme dieser beiden Stoffgruppen gibt den Männern nicht gerade ein Gefühl der Stärke. Die Frage, ob diese Medikamente überhaupt notwendig sind, ist für viele meiner männlichen Patienten sehr wichtig.

Eine andere asiatische Herangehensweise, dieses Problem in Griff zu bekommen, liegt eher auf der energetischen und gefühlsmäßigen Ebene. Ich kann nur jedem Mann empfehlen, sich mit dem chinesischen Tao oder dem indischen Tantra der Liebe zu beschäftigen. Bei diesen Philosophien geht es eher um eine gefühlsmäßige Verbindung zwischen den Partnern als um die männliche Befriedigung durch Ejakulation. Hier wird dem Mann sogar empfohlen, nicht so oft zu ejakulieren, da er dadurch seine Potenz und Erektionsfähigkeit viel stärker steigern und erhalten kann. Besonders für ältere Männer wäre dies eine Möglichkeit, ihr Selbstbewusstseinsproblem ohne ärztliche Hilfe anzugehen. Probieren Sie es aus und seien Sie neugierig. Ihre Partnerin wird in Ihnen wieder den tollen Gefährten sehen, der Sie sein können und wollen.

Prostata-Probleme. Der andere Bereich in Sachen männlicher Geschlechtsorgane ist das Problem mit der Prostata. Hier kommen für mich verschiedene Ursachen in Betracht. Um Ihnen die Zusammenhänge leichter verständlich zu machen, hier eine Erklärung: Die Prostata ist eine Drüse, die beim Ejakulieren betätigt wird. Und was passiert mit einem Gewebe und Organ, das nicht arbeiten muss? Es wird dick und untätig. Genauso ist es mit der Prostata: Wird die Drüse nur selten oder gar nicht mehr benutzt, vergrößert sie sich. Wird sie immer größer und bekommt einen ständigen Druck in ihrer Kapsel, kann oft sogar eine Krebserkrankung daraus resultieren. Wenn Patienten mit vergrößerter Prostata in die Praxis kommen, frage ich sie immer: „Wann hatten Sie das letzte Mal Sex? In den meisten Fällen können sich die Betroffenen gar nicht mehr erinnern, so lange ist das schon her. Bei dem, was ich vorher über unbenutztes Gewebe geschrieben habe, ist es völlig normal, dass die Prostata sich vergrößert.

Gründe für mangelnde Sexualität gibt es viele. Einige habe ich schon aufgezeigt. Jeder kann sich selbst überlegen, was bei ihm zutrifft. Wenn Sie eine Partnerin haben, beziehen Sie sie auf jeden Fall in Ihre Gedanken mit ein. Denn die Einnahme der vom Urologen verschriebenen Prostata-Mittel ist nicht die einzige Lösung! Und denken Sie daran: „Man ist immer nur so alt, wie man sich fühlt“ – dieser Satz enthält sehr viel Wahrheit und Wirksamkeit gerade für älter werdende Männer. Ebenso dieser: „Sexuelle Energie ist Lebensenergie.“ Und so lange Sie diese Energie verspüren, bleiben Sie interessant und fühlen sich gut. Daher auch meine Empfehlung, einmal in der Woche Sex zu haben. Dies gehört ebenso zur Gesunderhaltung wie tägliches Essen. Ein tolles Dinner haben Sie ja auch nicht jeden Tag.

Häufigste Ursachen bei Problemen mit dem männlichem Geschlechtsorgan

- Medikamentennebenwirkungen
- mangelnde Betätigung der Drüse
- Zinkmangel

- Mangel an Hormonvorstufen
- Störungen im Bereich der Schneidezähne
- psychische Belastungen
- religiöse Blockaden wie Schuldgefühle wegen unkeuscher Gedanken, Fanatismus.

Tipps und Hausmittel zur akuten Behandlung

Auch bei den Problemen der Männer sind kurze Tipps nicht so einfach.

Zink. Ein Zinkmangel lässt sich zum Beispiel durch den Verzehr von Austern und der Anregung des Kreislaufs durch Champagner angenehm und leicht beheben. Ist das nichts für Sie, tut es auch die Auster des „kleinen Mannes“ – der Rollmops. Für nicht so begeisterte Fischliebhaber ist Zinkorotat ein bewährtes Mittel.

Tote Zähne im Schneidezahnbereich und feststehende Brücken über die Mittellinie, sprich im Bereich der Schneidezähne, sind speziell für Patienten mit bekannten Prostatabeschwerden problematisch.

Medikamente-Check. Prüfen Sie die Medikamente, die Sie einnehmen, und besprechen Sie diese mit einem Mediziner, der den ganzen Menschen betrachtet und nicht nur sein Fachgebiet. Damit Sie immer nur so viele Medikamente wie unbedingt nötig und so wenig wie möglich nehmen.

DHEA-Hormon. Lassen Sie Ihren Hormonspiegel prüfen, auch die Hormonvorstufen wie das DHEA. Manchmal wirken bereits 25 Milligramm DHEA Wunder, weil der Körper sich daraus seinen eigenen Hormonspiegel wieder aufbauen kann.

Innere Konflikte lösen. Ganz wichtig ist Ihr Seelenleben. Lösen Sie Ihre inneren Konflikte und lassen Sie sich auch beruflich von einem

Coach helfen, wieder in Ihr Gleichgewicht zu kommen. Wie gesagt, Männer sind im Allgemeinen oft einfacher gestrickt als Frauen. Das gilt speziell, was die Sexualität betrifft. Ich sage dies als Mann und werde dafür sicherlich als sexistisch verunglimpft werden, aber es ist meine Erfahrung nach 40 Jahren Praxis mit oft sehr schwierigen Patienten.

Respekt und Wertschätzung. Grundsätzlich ist der respektvolle Umgang mit seiner Partnerin oder seinem Partner, das Wissen um die unterschiedlichen Bedürfnisse des jeweils anderen und das gemeinsame Streben nach Erfüllung eigener Wünsche der Idealzustand jeder Partnerschaft. Bedenken Sie dabei immer: „Der Weg ist das Ziel", wie es etwa im Taoismus so sinnig und weise heißt.

Abschließend noch meine Beobachtungen zu Partnerschaft, Weiblichkeit und der Rolle der Hormone.

Partnerschaft und die Rolle der Hormone

Hormone sind als chemische Botenstoffe zu Großem fähig. Sie lösen in uns Glücksgefühle aus in Form von Serotonin und Endorphin, lassen uns Verbundenheit empfinden dank Oxytocin, das vor allem beim Kuscheln und beim Sex ausgeschüttet wird, und sie steuern natürlich viele Körpervorgänge wie das Reifen einer Eizelle oder die Periodenblutung. Daneben haben sie – wie Sie gleich noch sehen werden – ganz wichtige andere Funktionen: Als Hausarzt betreue ich viele meiner Patienten – auch Paare – oft über Jahre hinweg. Da es in Beziehungen zwischen Mann und Frau gelegentlich zu Schwierigkeiten kommt, werde ich auch in diesem Zusammenhang um Rat gefragt.

Ein besonderes Thema kam unlängst im privaten Kreis bei einem Glas Wein mit Freunden aufs Tapet: Warum trennen sich so viele Ehepaare, wenn sie zwischen 45 und 50 sind? Ich habe darüber oft nachgedacht und möchte mit Ihnen die Ergebnisse meiner Gedanken teilen. Vor allem deswegen, da anscheinend diese Ergebnisse und die daraus resultierenden Ratschläge schon vielen Paaren geholfen haben.

Normalerweise verlassen Männer ihre Familien sehr ungern. Gleichzeitig kommt es in dieser Zeit zu vielen Veränderungen. Unter anderem beginnen bei den meisten Frauen die Wechseljahre. Beim Mann treten diese meist zehn Jahre später auf, doch auch sie können das Zusammenleben stark beeinflussen. Schließlich lässt in den Wechseljahren die Produktion an Hormonen rapide nach und es gibt viele Anzeichen dafür. Das erste ist eine oft unerklärliche Zukunftsangst und ein ständiges Unwohlsein, flankiert von Müdigkeit und Energielosigkeit.

Hält man sich demgegenüber vor Augen, was passiert, wenn Paare zusammenkommen und heiraten, herrscht am Anfang oft eine große Verliebtheit. Im Laufe der Zeit gewöhnen sich die Partner aneinander, verbringen sehr viel Zeit zusammen und bewältigen viele Aufgaben. Gleichzeitig wollen die Männer ihre Frauen immer so, wie sie sie kennengelernt haben, und die Frauen ihre Männer so, wie sie sie gerne hätten. In der Zeit um die Wechseljahre herum verändern sich viele Frauen in ihrem Wesen. Sie ziehen sich mehr in sich zurück und sind nach außen hin nicht mehr so neugierig und mutig. Sie haben zwar ein großes Bedürfnis nach Zuwendung, diese gilt allerdings ihnen selbst und ihren Bedürfnissen. Männer in diesem Alter haben es im Beruf oftmals weit gebracht und stellen etwas dar. Sie bauen auf ihre Erfolge auf und fühlen sich oft recht stark.

Was passiert in dieser Zeit mit den Hormonen? Es kommt zu einem natürlichen Ungleichgewicht der hormonellen Situation bei Mann und Frau. Um dieses Ungleichgewicht auszubalancieren, bin ich ein Befürworter, Frauen bei Eintritt in die Wechseljahre, währenddessen und danach Hormone zu geben. Das sorgt nicht nur für ein stärkeres körperliches wie psychisches Wohlbefinden, sondern baut auch Osteoporose vor. Als ich noch ein Junge war, konnte man auf der Straße viele ältere Menschen mit einem Buckel sehen. Das waren osteoporotische Veränderungen, ein Kalkabbau der Knochen, der diese Veränderungen auslöste und auch dafür verantwortlich war, dass Knochen leichter brachen.

Diese Menschen sieht man heute fast nicht mehr auf der Straße. Die Medizin hat erkannt, wie wichtig es ist, mit der Gabe von Hormontabletten vorzubeugen zu können. Allerdings halten sich Frauen auf Grund des lange Zeit diskutierten Zusammenhangs, dass Hormone möglicherweise Brustkrebs fördern würden, zurück, diese Botenstoffe einzunehmen. Seit es jedoch möglich ist, naturidentische Hormone herzustellen, ist diese Angst nicht mehr wirklich begründet. Diese naturidentischen Hormone lassen sich auch in Form von Cremes auf den Körper auftragen. So werden sie über die Haut aufgenommen, um dem Körper zur Verfügung zu stehen.

Wenn man sich nun überlegt, dass Hormone nicht nur im Blut vorhanden sind, sondern zum Beispiel auch in der Scheidenflüssigkeit, kann man sich vorstellen, dass der Mann beim Geschlechtsakt auch Hormone über die Haut aufnimmt. Wir Männer brauchen ebenfalls Östrogen und Progesteron, während Frauen umgekehrt Testosteron benötigen – für die Ausgeglichenheit beider Geschlechter. Zu dieser Übertragung kommt es beim Geschlechtsakt, zusätzlich wird dabei das Bindungshormon Oxytocin ausgeschüttet.

Mit den Wechseljahren kommt es durch die hormonellen Veränderungen nicht nur zu Verstimmtheiten, zu Müdigkeit und zu einer neuen Ausrichtung der Bedürfnisse, sondern auch dazu, dass die Schleimhäute bei Frauen trockener werden, wodurch Schmerzen beim Geschlechtsakt auftreten können. Gleichzeitig bedeutet weniger Sex, dass Männer ihren Anteil an weiblichen Hormonen nicht mehr so leicht wie früher erhalten. Daher gehen sie unbewusst auf die Suche nach einer anderen Quelle, was leider immer wieder zu Trennungen führt. Dass die biologischen Vorgänge unter anderem hinter diesem Drama stecken, ist vielen oft nicht bewusst. Als Hausarzt hat man natürlich die Möglichkeit, den Frauen etwas zu empfehlen, damit sie für den hormonellen Ausgleich für sich und für ihren Partner sorgen können. Ich möchte hier vor allem Estriol und Progesteron empfehlen, natürlich immer in Absprache mit ihrem Frauen- oder Hausarzt. Das schweißt Paare in der Zeit des hormonellen Wandels wieder besser zusammen und sorgt grundsätzlich für mehr Wohlgefühl und Ausgeglichenheit.

Probleme mit der Weiblichkeit

In letzter Zeit behandeln wir – das ist mir und meiner Tochter aufgefallen – immer mehr sehr junge Frauen. Sie sind zwischen 20 und 30 Jahre alt, haben keine Periode, fühlen sich ständig unter Strom und werden von Rücken-, Bauch- und Beckenschmerzen geplagt. Ihre beruflichen Karriereaussichten sind ihnen sehr wichtig, so sehr, dass sie ihren Zugang zu ihrer Weiblichkeit verloren haben.

Sind diese Frauen dann Mitte bis Ende 30, beginnen sie, ihre Eizellen einfrieren zu lassen. Denn man weiß ja nie, vielleicht möchten sie später noch ein Kind haben. Später, irgendwann mal. Dazu muss ich natürlich sagen, dass Eizellen, die erst mit 35 Jahren entnommen werden, nicht mehr so leicht befruchtet werden können. Wenn sich junge Frauen entscheiden, Eizellen einfrieren zu lassen, sollten sie dieses Vorhaben mit Anfang 20 anpacken. Ich möchte an dieser Stelle gar nicht weiter auf die psychologischen Probleme eingehen, sondern will Ihnen nur aufzeigen, dass viele dieser Verhaltensmuster einen hormonellen Ursprung haben können. Allein schon die Verordnung von Mönchspfeffer von der Periode bis zum Eisprung und Progesteron vom Eisprung bis zur Periode verändert sehr viel bei diesen jungen Frauen. Sie fühlen sich viel wohler, und oft setzt ihre Periode wieder in regelmäßigen Abständen ein. Diese biologische Normalität lässt manche von ihnen auch wieder andere Prioritäten setzen.

Der hormonelle Zusammenhang und wie dieser in unterschiedlichen Lebensphasen wirkt, wurde mir besonders bewusst, als ich bei einem Kongress neben dem Hormon-Papst schlechthin in München beim Frühstück saß. Als ich mehr als überrascht bemerkte, dass er eine Progesteron-Tablette nahm, fragte ich verwundert: „Das ist doch ein weibliches Geschlechtshormon?“. Darauf er: „Ja, Progesteron ist das Wohlfühlhormon, und manchmal muss ich mich auch wohlfühlen.“ Das war für mich eine ganz neue Erkenntnis und ziemlich plausibel. Seither achte ich auf den Hormonhaushalt meiner Patienten ganz speziell.

Natürlich retten diese Zusammenhänge nicht jede Schieflage in Beziehungen, aber den meisten Menschen sind Hormone überhaupt kein Begriff, und sie machen sich auch keine Gedanken darüber. Gleichzeitig ist es möglich, sich in Beziehungen gegenseitig zu unterstützen, damit es nicht notwendig wird, sich diese Hormone woanders zu holen. Verstehen Sie mich nicht falsch, ich möchte hier auch nicht sexistisch klingen, aber in der langen Erfahrung meiner Praxistätigkeit ist die Beziehung sehr oft abhängig von der sexuellen Aktivität und Zufriedenheit beider Partner. Was natürlich auch bedeutet, dass es eine gemeinsame emotionale Grundlage gibt, keine Frage!

Die häufigsten Ursachen bei Problemen im Kreuzbeinbereich

Das Kreuzbein ist der letzte Abschnitt unserer Wirbelsäule. Anders als die Wirbel der Hals-, Brust- und Lendenwirbelsäule sind die fünf Wirbel des Kreuzbeins fest zu einem keilförmigen Knochen verschmolzen und somit unbeweglich. Die wichtigsten Symptome dieser Region sind Schmerzen in der Mitte des Kreuzbeines, die in eine oder beide Pobacken ausstrahlen können. Häufig werden die Beschwerden verstärkt durch Drehbewegungen, da gerade meistens die Iliosakralgelenke davon betroffen sind. Diese starren und fast nicht beweglichen Gelenke verbinden das Kreuzbein mit dem Beckengürtel. Sie werden bei der Untersuchung und der Diagnosestellung häufig übersehen. Wenn Sie am Sonntagmorgen Kreuzschmerzen haben, können Sie relativ sicher sein, dass eine Entzündung im Iliosakralgelenk der Auslöser dafür ist.

Warum gerade Sonntag morgens? Weil das meist der Tag ist, an dem viele von uns endlich mal ausschlafen wollen. Der Schmerz zwingt die Betroffenen, aufzustehen, weil er bei Bewegung besser wird. Vor allem Reiter, Golfer und Tennisspieler werden oft von diesen Schmerzen heimgesucht. Aber auch Frauen, die auf natürlichem Weg ein Kind zur Welt gebracht haben, können in diesen Gelenken öfter eine Entzündung bekommen. Damit der Kopf des Kindes durch das Becken gleiten kann, müssen die straffen Bänder dieser Gelenke sich auflockern und werden später nicht wieder so straff wie vorher. Diese Entzündung ähnelt oft der zuvor beschriebenen Lumbago und wird meistens nur mit Schmerzmitteln behandelt.

Ursachen sind oft das Überdrehen der Gelenke, etwa beim Golfabschlag oder beim Schaufeln im Garten. Zuerst ist es wie ein Muskelkater, der sich zu sehr unangenehmen Schmerzen entwickeln kann. Außer der Überforderung sind Verstopfung oder ungleich lange Beine die häufigsten Ursachen für die Entzündung. Natürlich können Narben und alte Bruchstellen am Steißbein ebenfalls verantwortlich für diese Problematik im Kreuzbeinbereich und in den Beinen sein.

Ich erinnere mich in diesem Zusammenhang an eine Patientin mit Multipler Sklerose. Sie kam zu mir in die Praxis mit den unterschiedlichsten Symptomen. Sie hatte schon Lähmungen und Kontrakturen an den Armen, konnte sehr schlecht laufen und war permanent müde. Ich erwähne diese Patientin, da allein die Injektion an ihre Steißbeinbruch-

stelle ihr Laufen nachhaltig verbessert hat, obwohl die Beschwerden schon jahrelang bestanden.

Um Rücken- und Gelenkschmerzen langfristig vorzubeugen, sollten Sie immer aufpassen, keine ungleich langen Beine zu haben. Ist das doch der Fall, was bei vielen Menschen vorkommt, helfen ein paar Übungen diesen Fehlstand auszugleichen. Schließlich sieht die Natur vor, dass wir im Lot dastehen. Ist das der Fall, belasten wir automatisch die dickste Knorpelschicht auf der Gelenkfläche dafür. Ist ein Bein länger, steht man im Knie, in der Hüfte, in den Wirbelgelenken und in allen anderen Gelenkverbindungen nicht mehr auf der optimalen Stelle. Besteht diese Fehlstellung länger, entwickelt sich daraus eine Arthrose, und der Orthopäde empfiehlt wieder einmal eine Operation. Der Ersatz des Gelenkknochens steht dann auf dem Programm und sicherlich kurze Zeit später das andere Gelenk.
Warum werden die Patienten nicht auf diese Zusammenhänge hingewiesen? Nun, sie bleiben Dauerpatienten und bringen im Laufe des Lebens viel Geld in die Kasse des Medizinbetriebs. 90 Prozent der Beckenschiefstellungen und der ungleich langen Beine sind funktionell und lassen sich von einem Dorn-Therapeuten gut einrichten. Ich zeige den Patienten auch Übungen, damit sie es selbst machen können. Davon sind längst nicht nur ältere Menschen betroffen. *Ich hatte einmal ein 15-jähriges Mädchen aus Hamburg in Behandlung. Sie war in der Auswahlmannschaft für Tennis, konnte aber wegen ständiger Knieschmerzen nicht mehr trainieren. Die verschiedenen Orthopäden, die sie untersucht haben, konnten nichts Gravierendes an ihren Knien feststellen. Ihr wurde dann einfach kurzerhand der Sport verboten. Die Ursache lag einfach in ungleich langen Beinen. Ich zeigte ihr, welche Übungen sie täglich selbst machen sollte, und dadurch waren ihre Knie wieder belastbar.*

Mein Tipp: Menschen, die bei langem Stehen und Bücken immer wieder Rücken- und Gelenkprobleme haben, sollten sich ausmessen lassen. Das kann zum Beispiel Ihr Partner, Ihre Partnerin oder eine andere Person machen. Sie stellt sich dazu hinter Sie und streicht mit den Händen an beiden Seiten Ihres Körpers entlang, von den Rippen nach unten bis auf die Beckenschaufeln. Dabei spreizt sie an beiden Händen die Daumen nach innen ab – zirka 90 Grad – dann bleiben beide Hände auf den Beckenschaufeln liegen und die abgespreizten Daumen zeigen, ob Sie eine gerade Linie zwischen den Daumen haben oder nicht. So wissen Sie, ob Ihre Beine gleich lang sind.

Haben Sie akute Schmerzen sprich eine Entzündung im Iliosakralgelenk, sollten Sie einen versierten Arzt aufsuchen. Er braucht das Gelenk oftmals nur mit einem Lokalanästhetikum infiltrieren und das Problem ist meist schon nach einer oder zwei Behandlungen dauerhaft gelöst.

Damit sind wir am Ende des Kapitels über die Beckenregion angekommen, für die ich Ihnen hier die für mich wichtigsten Ursachen und deren Behandlungen aufgeschrieben habe. Natürlich kann es weit mehr Ursachen geben. Gleichzeitig haben Sie vielleicht schon einmal einen Anhaltspunkt, über eventuelle Beschwerden nachzudenken. Und das Wichtigste in punkto Gesundheit ist immer, vorzubeugen, damit Beschwerden gar nicht erst auftreten beziehungsweise sich keine chronischen Erkrankungen daraus entwickeln.

7. Das Immunsystem und wie Sie es grundsätzlich stärken können

Patienten, die das erste Mal zu mir in die Praxis kommen, sind Menschen, die durch das Raster der Regelmedizin gefallen sind. Es sind chronisch Erkrankte, denn Patienten mit akuten Beschwerden kann die Regelmedizin hervorragend helfen. Chronisch Erkrankten nicht, sie erhalten immer nur die gleichen Mittel gegen ihre Symptome, wie schon mehrfach in diesem Buch erwähnt. Daher die Frage: „Wann werden wir chronisch krank?"

Wie entstehen chronische Krankheiten?

Chronisch krank wird der Mensch, dessen Immunsystem seine Aufgaben nicht mehr ausreichend erfüllen kann. Nämlich uns vor Krankheitserregern und schädlichen Stoffen zu schützen, Reparaturprozesse einzuleiten und krank machende und alte Zellen und Stoffe aus unserem Körper zu schleusen. Fühlen wir uns gesund und in Balance, funktioniert unser Immunsystem reibungslos. Da unser Organismus jedoch ein offenes System ist und ununterbrochen auf verschiedene Reize reagiert, kann es natürlich vorkommen, dass diese Balance aus dem Gleichgewicht gerät. Ein gutes Bild dafür ist ein Fass mit mehreren Zuflüssen und einem Abfluss.

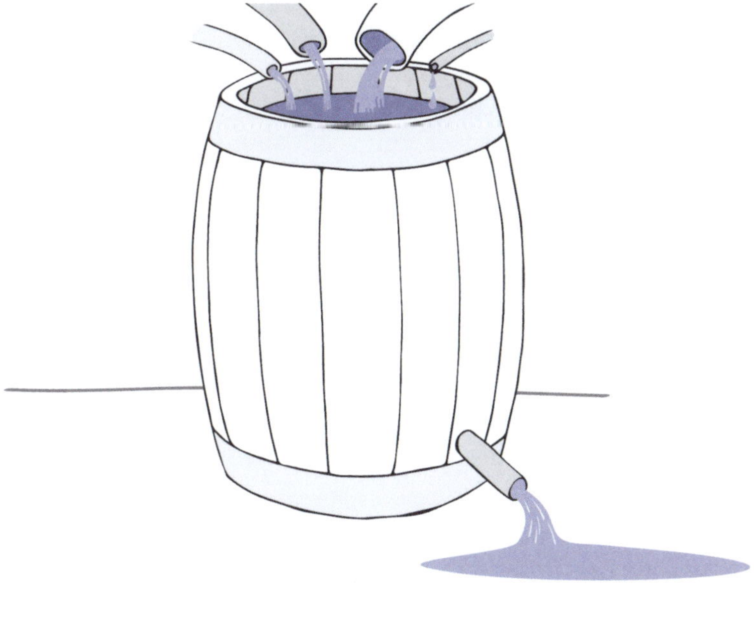

Bedingt durch äußere wie innere Reize kann der Wasserspiegel steigen und sinken. Doch solange er in einem bestimmten – sagen wir mal – grünen Bereich ist, fühlen wir uns gesund. Manchmal gibt es Zeiten, da ist der Abfluss etwas verstopft oder es wird zu viel Wasser in das Fass geleitet, dann steigt der Wasserspiegel und das Fass läuft über. Ein kurzes Übertreten des Wassers zeigt sich an einer akuten Erkrankung. Läuft das Fass ständig über, wird die Erkrankung chronisch. Wird auch noch die Umgebung des Fasses über lange Zeit unter Wasser gesetzt, sozusagen überflutet, dann wird das ganze Gebiet regelrecht marode und das Fass fängt von außen an zu faulen. In diesem Fall ist eine Regeneration nicht mehr möglich. Das sind Menschen im Endstadium einer schwerwiegenden Erkrankung. Um ihnen das Warten auf den Tod zu erleichtern, wurden Palliativstationen eingerichtet, damit sie würdevoll und möglichst ohne Schmerzen sterben können.

Kommen wir zurück auf das Bild mit dem Fass, dann haben chronisch Erkrankte das Problem, ständig aus dem Gleichgewicht zu sein. Es macht auf die Dauer keinen Sinn, nur immer die Fasswände zu erhöhen oder mit Schöpfkellen das Wasser abzuschöpfen. Das sind die Vorgänge, die in der Leitlinien-Medizin angewandt werden: Mit den Antimitteln schöpfen wir Wasser ab. Doch wie lange der Wasserschöpfer das durchhält, ist fraglich. Er kann ja auch ermüden. Die Fasswände erhöhen wir mit den unterdrückenden Medikamenten, etwa mit Cortison oder Immunsuppressiva. Auch hier ist die Frage, bis wohin wir denn die Fasswände erhöhen sollen?

Deswegen schlage ich vor, danach zu suchen, warum der Wasserspiegel immer aus dem vorgesehenen, idealen Bereich gerät und das Wasser überläuft. Hier sind zwei Möglichkeiten am wahrscheinlichsten:

1. Der Abfluss ist verstopft. Das ist häufig der Fall bei Problemen auf der strukturellen Ebene wie einer Atlasblockade, ungleich langen Beine oder nach Unfällen mit Nervenverletzungen.
2. Die andere Möglichkeit ist, dass der Zufluss zu stark ist. Hier kommen die drei anderen Ebenen ins Spiel – die regulative, psychoemotionale und gedankliche Ebene. Sind ständige Probleme mit Hormonen, Nahrungsmittelunverträglichkeiten oder

mit Metallen der Grund für das Überlaufen, liegt dies auf der regulativen Ebene. Störungen in der Welt der Gefühle durch gestörte Verhaltensmuster können den Zufluss ebenfalls erhöhen. Hier ist die psycho-emotionale Ebene betroffen. Wird der Zufluss durch festgefahrene Gedanken oder durch von außen geschürte Ängste und auferlegte Verbote erhöht, befinden wir uns auf der spirituellen oder gedanklichen Ebene.

Natürlich ist unser Immunsystem Schwankungen unterworfen, mal ist das Wasser in unserem Fass im grünen Bereich, mal darüber, mal darunter, mal schwappt es über. Das hängt von so vielen Faktoren ab und kann bei Versuchen im Labor – wie ich eingangs unter „Was bedeuten die Leitlinien und wer stellt sie auf?“, Seite11, angesprochen habe –, überhaupt nicht entsprechend dargestellt werden. Deswegen hinken wissenschaftliche Erklärungen oftmals gewaltig. Sie können immer nur einzelne Hypothesen mit mathematisch hochgerechneten Simulationen überprüfen. Die Vielschichtigkeit des Lebens bleibt dabei außen vor.

Nun komme ich als ein Nach-Ursachen-Suchender ins Spiel: Ist der Abfluss verstopft, muss er gereinigt werden. Weiter suche ich dann nach den Schläuchen, die am meisten Wasser in das Fass bringen. Manchmal lassen sich diese Schläuche herausziehen, manchmal lässt sich ein Zufluss vermindern. Das Ziel ist immer, das Gleichgewicht wiederherzustellen. Ist es möglich, arbeitet unser Immunsystem wieder selbstständig. Um die Arbeit dieses einzigartigen Schutzschilds besser zu verstehen und gezielter dazu beitragen zu können, es zu unterstützen, werfen wir zusammen einen genaueren Blick darauf.

Was bedeutet unser Immunsystem?

Einerseits entspricht das Immunsystem der Abwehrkraft nach außen. Anderseits ist es die Ordnungskraft im Inneren. Im Großen und Ganzen können wir uns am „Immunsystem“ eines Staates orientieren. Es besteht aus den verschiedensten Sicherungs- und Polizeieinheiten.

Jedem wird klar sein, dass wir eine Grenzabsicherung nach Außen brauchen. Es muss entschieden werden, was darf in den Körper hinein und was muss draußen bleiben. Im Staat übernehmen oder beziehungsweise sollten folgende Einheiten diese Aufgaben übernehmen.

In einem Staat übernehmen diese Pflichten der Bundesgrenzschutz zusammen mit der Zollbehörde. Wer die Grenze passieren möchte, wird kontrolliert, ob der Einreisende den richtigen Pass dabeihat oder das Visum möglicherweise abgelaufen ist, ob es zu verzollende Waren gibt oder gar Gegenstände, die für die Einfuhr verboten sind. Arbeiten diese Kontrollorgane gut, gibt es kein unkontrolliertes Einwandern in unseren Staat beziehungsweise in unseren Körper. Der Bundesgrenzschutz kümmert sich um die Dinge, die direkt an seiner eigenen Grenze auflaufen. Die Frontex sollte versuchen, schon im Vorfeld gar nicht so viele Einwanderungswillige an die Grenzen herankommen zu lassen. Im staatlichen Gebilde können die Kontrollen an den europäischen Außengrenzen und Kontrollen auf dem Meer stattfinden, um illegales Einwandern zu verhindern.

Bei noch größerer Bedrohung der Grenzen, kommen dann das Militär und der Geheimdienst zum Einsatz. Für feindliche Angriffe ist der Grenzschutz nicht stark genug, und das Militär versucht dann den Staat zu verteidigen. Für jeden ist diese Vorstellung nicht gerade wünschenswert. Wären diese militärischen Maßnahmen aber notwendig, dann sollten sie möglichst kurz sein. Der Geheimdienst hat die Aufgabe, schon im Vorfeld Informationen zu bekommen, um den Staat vor größeren Auseinandersetzungen zu bewahren.

Eine andere Möglichkeit wäre, mit Hilfe der Diplomatie Verträge auszuhandeln, damit andere Staaten uns helfen, die unkontrollierte Migration zu unterbinden, siehe Verträge mit Herkunftsländern wie mit der Türkei als Durchzugsland. Dies kann uns das Bild einer Grenzsicherung vermitteln und deutlich machen. Wer oder was übernimmt diese Aufgaben in unserem Organismus? Das Mikrobiom!

Unser Mikrobiom

Es ist die Bakterien-Flora in unserem Darm und auf allen Schleimhäuten. Bis zu 2000 verschiedene Bakterienstämme können unseren Darm besiedeln und haben unterschiedliche Aufgaben. Die normale Schutzflora des Darmes entspricht unserem Grenzschutz. Das sind die Bifidus- und Milchsäurebakterien. Sie sind dafür verantwortlich, was in unseren Körper hineinkommt und was aus ihm wieder heraustransportiert werden soll. Haben sich ungewollte Migranten bereits in den Körper eingeschlichen, tritt die sogenannte Schleierfahndung in Aktion – die entsprechenden Bakterien sind die Enterokokken und die Colibakterien. Verstecken sich Migranten und können nicht so leicht entdeckt werden, gibt es spezielle Abwehrkräfte des Organismus dafür. Diese Spezialkräfte schulen wir mit einer Autovaccine oder Autonosode. Das sind individuell hergestellte Impfstoffe, beziehungsweise Substanzen, die meistens aus körpereigenen E.coli-Bakterien aus dem Stuhl hergestellt werden. Zusätzlich kann man aus allen anderen krank machenden Erregern, die in unserem Körper vorkommen eine Schulung für diese Spezialkräfte durchführen. Diese Autovaccine kann man zum Beispiel aus Urin, eiternden Wunden und von der Mundschleimhaut herstellen.

Auch für die Ordnung im Inneren gibt es verschiedene Polizeieinheiten. Als erste und für jeden sichtbar ist das die Schutzpolizei. Ähnlich wie Streifenpolizisten patroullieren Sie im Körper. Diese Schutzpolizei entspricht in unserem Immunsystem dem Immunglobulin G, kurz Ig G. Das Ig G ist der am häufigsten vorhandene Antikörper und relativ unspezifisch. Es ist die Polizei, die den ersten Kontakt mit ungewollt im Körper befindlichen Subjekten hat und dann darüber entscheiden muss, was mit ihnen geschehen soll.

Die nächst höhere Polizeieinheit ist schon viel besser spezialisiert. Sie ist in Dezernaten eingeteilt wie Mord-, Drogen- oder Sexual-Dezernat. Hier finden sich die ausgebildeten Kräfte, die sich mit den unterschiedlichsten Gefahrenquellen gut auskennen. Im Organismus entsprechen diese Einheiten dem Immunglobulin M (Ig M) und dem Immunglobulin A (Ig A). Sie werden besonders bei wiederholten Problemen mit Störern aktiv und von der Schutzpolizei angefordert.

Sind die Gefahren im Organismus, beziehungsweise im Staat, besonders gefährlich, tritt die GSG 9 in Kraft. Diese Spezialtruppe besteht aus T-Zellen oder Killerzellen. Sie kennen kein Pardon und eliminieren die störenden Subjekte sofort.

Ich habe nun versucht, Ihnen die verschiedensten Fraktionen des Immunsystems bildlich zu erläutern.

Doch wir müssen uns immer überlegen, was wir tun können, um den Grenzschutz und die Polizei in unserem Körper zu unterstützen. Da muss jeder selbst mithelfen und seinen Beitrag leisten.

7 Tipps, um das Immunsystem des Körpers zu verbessern

Tipp 1: Gutes Training der Schutzeinheiten

Ein gutes Training des Immunsystems besteht darin, sich ständig mit der Umwelt auseinanderzusetzen. Unser Immunsystem muss sich immer an den entsprechenden Bakterien, Viren und anderen Substanzen schulen. Es muss nämlich herausfinden, welche Möglichkeiten schon vorhanden sind oder neu geschaffen werden müssen, damit unser Organismus damit zurechtkommen kann. Wir Menschen haben uns schon in der Evolution mit unzähligen Eindringlingen und Störursachen auseinandergesetzt und immer eine Lösung gefunden. Im Zuge der Evolution galt es für uns, unterschiedlichsten Widrigkeiten wie Pest, Kriege, Cholera, Syphilis, Milzbrand etc. standzuhalten, und unser Körper hat immer eine Lösung gefunden, den Fortbestand unserer Spezies zu sichern.

Gleichzeitig hat die jüngste Herausforderung, der wir weltweit mit Corona gegenüberstanden, gezeigt, wie unsinnig es war, Menschen mit einem guten Immunsystem, etwa junge Menschen, wegzusperren oder mit Masken den Kontakt angreifender Viren verhindern zu wollen. Noch an der Universität habe ich gelernt: Gegen Viren kann sich unser Immunsystem nur selber helfen und nur eine richtige Impfung mit abgeschwächten Viren kann unseren Organismus unterstützen, schneller Antikörper zu bilden. Eine Injektion mit der Bauanleitung des Virus, wie bei der mRNA-Spritze, dagegen ermüdet das Immunsystem langfristig und schwächt es vielleicht sogar. Schließlich wissen wir gar nicht, ob und welcher Virus nachgebaut wird, noch in welcher Menge er hergestellt wird und ob uns dieser Vorgang nicht sogar überfordert. Die Natur hat sich in ihrer Evolution immer auf die Herdenimmunität verlassen.

Damit wir aber das Personal – also die einzelnen Einheiten unseres Immunsystems – trotzdem in ihrem Training unterstützen, sind orale Impfungen mit entsprechenden Bakterienarten zu empfehlen. Ich nenne hier Symbioflor 1, Mutaflor, Colibiogen und Rephalysin. Sie alle sind immunmodulierende Bakterien.

Will man eine besondere Trainingseinheit machen, sind Autovaccine oder Autonosoden empfehlenswert. Hier kann man die Bakterienflora des Darms, der Blase und des Rachens gezielt fördern und erhöht die Schlagkraft und die Schnelligkeit der ganzen Polizeistaffel.

Tipp 2: Ausreichend Personal einstellen

Um die Ordnung grundsätzlich zu gewährleisten, gilt es, genügend Personal zur Verfügung zu haben. Das lässt sich am leichtesten mit der Einnahme von Bakterien der Schutzflora erreichen. Sie sind in vielen Probiotika enthalten, etwa in Omniflora, Symbiolact, Omnibiotic usw. Diese erhalten Sie in jeder Apotheke, eine entsprechende Dosierungsanleitung steht auf jeder Packung.

Ein anderer wichtiger Faktor, um genug Personal bei der Auseinandersetzung mit störenden Elementen zur Verfügung zu haben, ist eine ausreichende Versorgung mit Enzymen. Enzyme benötigen wir, um die Abfallprodukte bei anstehenden Revierkämpfen abzutransportieren. Zum Beispiel Innovazym, Wobenzym, Bromelain und speziell für den Nasen-Rachenraum das Innovazym Spray Immun. Fermentierte Produkte sind in diesem Zusammenhang auch sehr gut. Etwa rohes Sauerkraut, Wasserkefir, Roquefort-Käse oder – was aktuell sehr beliebt ist – die aus Korea stammende, fermentierte Gemüsemischung Kimchi. All diese Nahrungsmittel sind ideal, um die Personenanzahl unseres Immunsystems zu erhöhen. Fühlen Sie sich jedoch schon krank, müssen Sie die oben genannten Stoffe vermehrt einnehmen.

Tipp 3: Gute Arbeitsbedingungen schaffen

Jede Polizei ist nur so gut, wie ihre Arbeitsbedingungen sind. Wie gut Ihre Polizeistaffel arbeitet, hängt auch von den Arbeitsbedingungen und Ihrer Work-Life-Balance ab. Zu idealen Rahmenbedingungen können Sie selbst sehr viel beitragen, indem Sie sich gesund ernähren, tief schlafen und sich ausreichend bewegen. Gesunde Ernährung zum Beispiel heißt, wie schon in den vorhergehenden Kapiteln beschrieben, basenüberschüssige Nahrungsmittel, also mehr Obst und Gemüse als Fleisch und Kohlehydrate. So bauen Sie Übersäuerung und Verkrampfungen der Gefäßmuskulatur vor, was automatisch zu einer Unterversorgung des Gewebes mit Sauerstoff führen würde. Nehmen Sie gelegentlich auch fleischlose Mahlzeiten zu sich und verzichten Sie weitgehend auf Zucker, Fast Food und Fertiggerichte. Am besten kaufen Sie Lebensmittel in Bioqualität und achten auf Regionalität. Und: Gut gekaut, ist halb verdaut – gleichzeitig stärkt es Ihr Immunsystem!

Beim Schlafen gilt, mindestens acht Stunden und mit einer entspannenden Abendroutine für einen tiefen Schlaf zu sorgen. Denn kurzer und unruhiger Schlaf ermüdet Ihre Abwehrkraft. Ausreichend Bewegung im Freien – täglich mindestens 30 Minuten – hilft ebenfalls, die Sauerstoffversorgung Ihres Organismus zu verbessern. Dieser lebensnotwendige Stoff ist gerade bei Verbrennungsvorgängen in Ihren Zellen besonders wichtig. Er ist auch für die benötigte Energiegewinnung unerlässlich. Daher sollten Sie auch versuchen, tiefer und entspannter zu atmen. Durch den Hochleistungsstress unseres Lebens atmen viele Menschen nur oberflächlich und nehmen nicht so viel Sauerstoff auf, gleichzeitig halten sie sich durch dieses oberflächliche und verstärkte Einatmen in einer Daueranspannung. Daher gilt es bei den Arbeitsbedingungen für Ihr Immunsystem auch der Entspannung Sorge zu tragen, indem Sie Entspannungstechniken und Achtsamkeitsübungen nutzen. So stärken Sie sich und Ihren Körper.

Tipp 4: Überforderung vermeiden

Wenn Sie an sich selbst denken und sich fragen „Wann bin ich überfordert?“ bekommen Sie sicher eine Vorstellung, wie es der Polizei in Ihrem Körper geht. Etwa, wenn Sie zu viel auf einmal machen und sich kaum Auszeiten gönnen. Aber auch wenn Sie bei Feiern öfter mal zu viel Alkohol trinken, Ihr Kaffeekonsum zu hoch ist oder Ihre Mahlzeiten ständig zu viel Zucker enthalten. Es ist für jeden klar und nachvollziehbar: Das ist und war zu viel – finden Sie nicht?

Schwieriger ist es mit den versteckten Möglichkeiten einer Überforderung. Wissen Sie beispielsweise, ob Sie eine Unverträglichkeit gegen Lebensmittel haben? Ob Ihr Organismus ständig mit Stoffen konfrontiert ist, die er nicht verträgt, wie etwa Metalle in den Zähnen oder mit Leichengift von toten Zähnen? Außerdem: Ist Ihr Schlafplatz gut?

Solche Fragen und Möglichkeiten ließen sich endlos fortsetzen. Aber das ist ja genau mein Arbeitsgebiet, diese Fragen zu stellen. Das ist eine der Stützen in der Ursachenforschung. Können Sie einige dieser Fragen mit Ja beantworten, ist Ihr Immunsystem möglicherweise überfordert und bräuchte dringend Unterstützung.

Tipp 5: Die richtige Ausrüstung zur Verfügung stellen

Bei jeder Polizeiarbeit ist es wichtig, zumindest eine gleich gute Ausrüstung zu haben wie die Verbrecher. Es nützt Ihnen nichts, sich gegen Cyberkriminelle noch mit Faxgeräten und stationären Telefonen zu wehren. Sie müssen gut ausgerüstet sein. Gott sei Dank hat die Wissenschaft herausgefunden, welche Stoffe unser Immunsystem bei bestimmten Aufgaben dringend benötigt. Das ist zwar oft auch individuell sehr verschieden, aber es gibt Hauptgruppen der für diese Arbeit wichtigsten Stoffe. Ein Beispiel, das wir alle kennen, ist Vitamin C. Schon als Kinder haben uns die Eltern frischgepressten Orangensaft gegeben, da sie aus Erfahrung wussten, dass das in Orangen enthaltene Vitamin C unserer Abwehrkraft hilft. Allerdings sind die industriell hergestellten Säfte heute eigentlich nicht mehr mit frischen Säften zu vergleichen. Schauen Sie doch einmal auf die Inhaltsangaben der fertigen Säfte: Fast immer sind Zusatzstoffe und Zucker beigefügt.

Neben Vitamin C gibt es eine Reihe anderer Stoffe, die unseren Körper bei der Abwehrarbeit unterstützen. Wenn sich ein Körper ständig gegen eine Entzündung oder eine Infektion wehren muss, verbraucht er eine Menge von diesen Vitalstoffen. Diese sind: Zink, Selen, Enzyme und Vitamine – speziell Vitamin C und Vitamin D. Welche Dosierung für Sie selbst ideal ist, zum jeweiligen Zeitpunkt, sollte ein Experte austesten.

Oft ist es praktisch, einfach ein Präparat wie Ortho Immun einzunehmen. Damit nehmen Sie auf einmal die wichtigsten Stoffe zu sich, die Sie pro Tag brauchen. Doch im Akutfall und bei chronischen Beschwerden reicht diese Dosierung oft nicht aus.

Als Beispiel kann ich mich selbst hier anführen. Vor mehr als einem Jahr hatte ich eine Coronainfektion, die mich ziemlich geschafft hat. Obwohl ich ebenso wie meine ganze Familie das Immunsystem mit Probiotika usw. regelmäßig versucht habe zu stärken, damit sich gar keine Infektion entwickelt, ist es doch passiert. Ich war sehr schwach und konnte überhaupt nichts mehr machen. Alle anderen Familienmitglieder – meine Frau, meine Tochter, mein Schwiegersohn und mein Enkel – waren nach zwei Tagen wieder fit, ohne wirklich starke Symptome zu haben. Wir haben uns natürlich in der Praxis immer wieder getestet und konnten dadurch sehen, inwieweit der Virus noch aktiv ist. Doch trotz Infusionsbehandlungen und vielen anderen Maßnahmen, das Immunsystem zu unterstützen, kam ich nicht richtig auf die Beine. Erst über eine genauere Blutuntersuchung erkannte ich, dass ich fast kein Eisen mehr im Serum hatte. Als ich mir dann Eisen infundiert hatte, ging es sehr schnell wieder bergauf. Warum mein Immunsystem anders als beim Rest meiner Familie so geschwächt war, zeigte sich wenige Tage später. Mit Schmerzen kündigte ein Zahn an, dass er auf Eiter saß. Das Entfernen dieses Zahnes entspricht einer Ursachenbehebung, und das Auffüllen des Eisendepots, welches beim Entzündungsprozess stark verbraucht wurde, haben mich wieder in mein Gleichgewicht gebracht.

Tipp 6: Anerkennung und Lob

Auch unsere Psyche spielt eine große Rolle im Zusammenhang mit unserem Immunsystem. Sie kann es stärken oder schwächen. In vielen wissenschaftlichen Untersuchungen wurde dieser Effekt bestätigt. Gerade Angst schwächt unser Immunsystem sehr stark. Deshalb sollten wir alle Möglichkeiten ausschöpfen, um unsere Ängste zu überwinden und zu einer positiven Einstellung zu gelangen. Sehr zuträglich für unser körperliches Schutzschild sind außerdem Optimismus, Selbstmitgefühl und Dankbarkeit. Und natürlich auch Selbstvertrauen und Hoffnung. Daher ist, Patienten in Angst zu versetzen, bei der Gesundung nie zuträglich.

Leider leben viele Ärzte und ein Großteil des Gesundheitssystems, statt zu ermutigen, von Angstmacherei. Aussagen wie „Wenn Sie das nicht einnehmen, dann sterben Sie bald“ oder „Da kann man sowieso nichts machen, finden Sie sich damit ab“ wirken unglaublich demotivierend und kontraproduktiv. Natürlich sind Ärzte auch nur Menschen und nicht jeder hat vielleicht immer den richtigen Schlüssel für sein Gegenüber. Aber es geht gerade im Arzt-Patienten-Gespräch darum, positive Gefühle wie Ermutigung, Hoffnung und innere Stärke zu wecken. Ganz besonders bei Krebspatienten ist eine psychoonkologische Unterstützung, die das Wohlbefinden und gleichzeitig das Immunsystem verbessern, sehr wichtig. Krebs ist ja auch eine chronische Erkrankung und das Entstehen von Tumoren immer ein Zeichen eines geschwächten Abwehrsystems. Meist erkranken Menschen an Krebs, die sich auch gefühlsmäßig nicht wehren können und sich eher klein machen oder klein machen lassen. Daher: Lösen Sie ungelöste Konflikte, das erhöht Ihre Abwehr- und Widerstandskraft grundsätzlich und macht Sie stärker. Auch, weil Sie, wenn Sie diesen Meilenstein bewältigt haben, stolz auf sich selbst sein können und auch in Zukunft wissen, wie Sie sich besser abgrenzen und wehren können!

Tipp 7: Stellenwert nach außen hin verdeutlichen

„Unsere Gedanken sind frei!" – dieser Satz wird gerne zitiert. Ist das freie Denken aber durch irgendetwas blockiert, wird dadurch das Immunsystem ebenfalls geschwächt. Bei einer Gedankenblockade verliert man das Zutrauen in seine eigenen Stärken und verlässt sich nur noch auf andere. Das Selbstdenken wird dann von innen oder von außen verhindert. Man ist nur noch einer Glaubensrichtung unterworfen, und sie bestimmt alles im Leben. Gerade diese Umstände und das daraus resultierende Verhalten wurden mir in den letzten drei Jahren immer stärker bewusst. Wer sich seine eigenen Gedanken gemacht hat und manchmal vielleicht dabei zu anderen Ergebnissen kam, als von der vorherrschenden Meinung propagiert, wurde regelrecht ausgegrenzt. Allein diese Ausgrenzung versetzt die Menschen in einen Zustand, ihren eigenen Gedanken nicht mehr trauen zu dürfen. Man kommt dann in eine Phase der totalen Rebellion gegen sich selbst und auch anderen gegenüber. Obwohl ja oft nur Teilaspekte betroffen sind, wie: Impfung oder nicht? Alle anderen Gedanken werden nur diesem einen Aspekt untergeordnet. Man verliert dabei die vielen anderen positiven Aspekte aus den Augen. Familien und Freundschaften gingen damals in die Brüche. Man vergaß dabei, wie viele schöne Stunden, Gespräche und Erlebnisse man zusammen schon gehabt hatte.

Vorstellungen und Ängste wurden von außen in unsere Gedankenwelt eingepflanzt, und denen durfte nicht widersprochen werden. Eine solche Gedankenblockade schwächt unser Immunsystem, und man kann nur fordern: „Lassen Sie das freie Denken zu, denn nur so kann man einen Staat beziehungsweise einen Organismus stärken. Dann bleibt man am Ende nicht als Verlierer zurück, der nur noch in seiner eigenen Blase dahindümpelt, weil man durch diese rigide Haltung auch Kontakte und Austausch unterbindet.

Wer sich alle sieben Tipps zu Herzen nimmt, bleibt in seinem Gleichgewicht und hat ein gutes Immunsystem. Ein starkes Immunsystem ist in der Lage, auf die meisten Reize von innen und außen entsprechend zu reagieren. Unser Organismus ist lernfähig und hat das im Laufe der Evolution über Jahrtausende hinweg bewiesen. Wir können und dürfen diesem großartigen System vertrauen. Es hat schon viele Kämpfe ausgefochten, immer mit dem Ziel im Auge, Leben und Gesundheit zu erhalten. Es hat kein Interesse an Wirtschaftswachstum oder Kapitalerträgen. Es ist keinen Konsortien, Boards oder Aktionären verpflichtet, sondern allein jedem einzelnen von uns! Somit ist es unbestechlich und auch nicht korrumpierbar. Es ist individuell, und wir sollten es in seiner Funktion unterstützen und nicht schwächen.

8. Kuriositäten und wie chronische Erkrankungen damit zusammenhängen

Es gibt Patientengeschichten, die sind so unglaublich, was die Ursache ihrer Symptome anbelangt, dass sie selbst für mich kurios erscheinen. Ich bezeichne diese Fälle als Kuriositäten, weil niemand in der Regelmedizin überhaupt an solche Ursachenmöglichkeiten gedacht hat. Gleichzeitig gaben sie mir den Anstoß, auch bei anderen Menschen nach vergleichbaren Ursachen zu forschen. Und siehe da, immer wieder finde ich die gleichen oder ähnliche Zusammenhänge bei chronischen Erkrankungen. Deswegen sind die hier beschriebenen Fälle beispielhaft und lassen sich bei vielen Menschen in ähnlicher Form wiederfinden. Vielleicht erkennen Sie bei den hier aufgeführten Beispielen Parallelen zu Ihrer eigenen Problematik oder der anderer Menschen aus Ihrem Umfeld. Das kann dann für Sie oder diesen Menschen als Hilfe dienen, dieser Spur genauer nachzugehen.

Die Geschichte des nun folgenden Patienten habe ich schon häufiger etwa im letzten Buch aufgegriffen. In diesem Kapitel möchte ich Ihnen auch das Röntgenbild dazu zeigen, so ist auch für Laien sofort erkennbar, was ich mit Fremdkörper im linken Oberkiefer meine.

Als sich sein linkes Auge stark nach außen wölbte, wurde dieser Mann zwei Jahre lang mit Cortison behandelt. Man sagte ihm nur: „Da kann man sonst nichts anderes machen. Er leide unter dem sogenannten „Tolosa Hunt"-Syndrom – also einer Entzündung der Augenmuskeln.

Wie schon gesagt, stellen Ärzte die Diagnose „Syndrom", wenn sie eigentlich nicht wissen, warum der Patient diese Erkrankung beziehungsweise diese Symptome hat.

Es einfach nur als Entzündung der Augenmuskeln zu beschreiben, war in diesem Fall wenig hilfreich. Denn wenn die Mediziner Entzündungen sehen oder nicht mehr weiterwissen, dann ist immer Cortison die einzige Behandlungsmethode. Selbst wenn sich keine Veränderung auf die Behandlung, wie bei diesem Patienten, ergibt, wird die Gabe von Cortison weitergeführt. Es wird ja dann nach Richtlinie gehandelt, ob es hilft oder nicht. Nach Ursachen wird nicht mehr geschaut. Die entsprechenden Nebenwirkungen der Behandlungen werden einfach hingenommen und akzeptiert, *aus Mangel an möglichen Alternativen.*

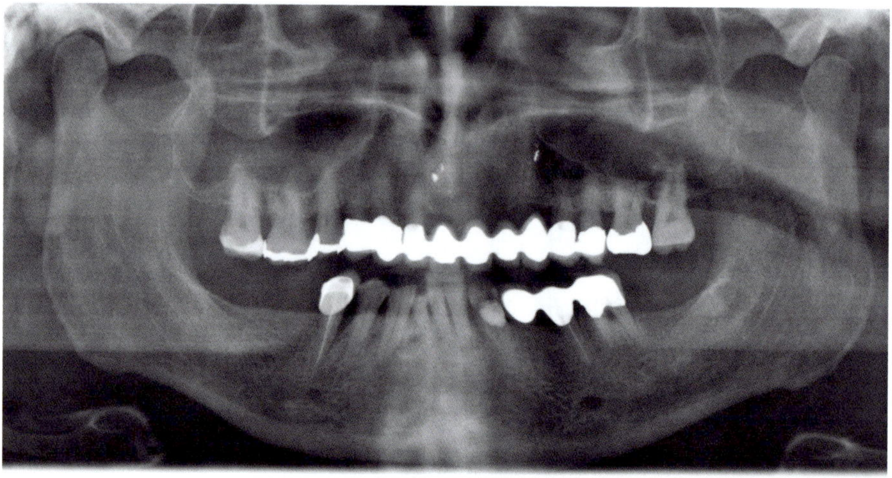

Hier können Sie klar die Metallpartikel im Oberkiefer erkennen, die zu den Problemen des Patienten führten.

Dieser Mann hatte Glück, bei mir gelandet zu sein. Jeder Patient soll bei seinem ersten Besuch in meiner Praxis eine Panoramaaufnahme seiner Zähne mitbringen. Ich weiß aus Erfahrung, dass viele Störfelder im Zahnkieferbereich zu finden sind. Die Panoramaaufnahme ist hier abgebildet und mir stachen sofort die drei Fremdkörper im linken Oberkiefer ins Auge.

Allein der Ort, an dem sich die Fremdkörper befanden – direkt unter dem linken Auge – ließen mich spontan an eine Verquickung mit der Problematik an seinem linken Auge denken. Ich fragte bei seiner Zahnärztin nach, und es stellte sich heraus, dass ihr diese Fremdkörper schon länger bekannt waren. Handlungsbedarf, diese zu entfernen, sah sie aber nicht. Auch nicht, als ich auf einen möglichen Zusammenhang mit dem linken Auge hinwies. Der Patient vertraute mir, und ein mir bekannter Kieferchirurg entfernte die Fremdkörper. Es waren Metallstückchen einer alten Wurzelfüllung aus Amalgam. Nach zwei Tagen war das Auge wieder vollkommen normal – an seiner alten Position, als wenn nichts gewesen wäre. Das war unglaublich.

Ich beschreibe diesen Fall gerne, da er sehr anschaulich zeigt, wie fundamental es ist, als Arzt nach Auffälligkeiten zu suchen. Oft lassen sich durch solche einfachen Bilder Zusammenhänge erkennen und Lösungen finden. Der Blick von einer anderen Warte aus ist in vielen Fällen sehr wichtig. Dann könnte vielen Menschen oft ursächlich geholfen werden.

Ich will nicht den Eindruck vermitteln, ich weiß alles und ich kann jedem helfen. Deswegen führe ich jetzt zwei Fälle an, bei denen ich zwar die Ursache finden konnte, aber denen ich selbst nicht helfen konnte.

Versteckte Metalle

Ein 67-jähriger Mann kam zu mir in die Praxis, da er immer brennende Schmerzen in seinem rechten operierten Knie hatte. Bei der Befragung stellte sich heraus, dass sein linkes Knie vor vier Jahren mit einer Kniegelenksprothese versorgt wurde. Alles heilte komplikationslos ein, er war schmerzfrei und die Beweglichkeit gut. Zwei Jahre später wurde bei ihm ebenfalls sein rechtes Knie mit einer Knieprothese versorgt.

Dieses Vorgehen erlebe ich sehr häufig. Wird ein Gelenk mit einer Gelenkprothese versorgt, dann ist es fast wie das Amen in der Kirche: Die Versorgung eines Gelenkes mit einer Prothese auf der einen Seite zieht fast immer automatisch die prothetische Versorgung des Gelenks auf der anderen Seite nach sich.

Für mich stellt sich immer die Frage: Warum? Könnte man diese zweite Operation nicht durch andere Behandlungen und eventuell durch Vorsorge verhindern? Aber diese Diskussion würde hier nun den Rahmen sprengen, auch weil es medizinisch wie therapeutisch mehrere und auch andere Möglichkeiten gibt. Aber wirtschaftlich macht nur eine Möglichkeit Sinn – die Operation. War Ihnen bekannt, dass in Deutschland so viele Gelenks -und Wirbelsäulenoperationen vorgenommen werden wie sonst nirgends auf der Welt?

Doch zurück zu dem Patienten: Die zweite Operation verlief technisch wieder gut. Doch in der Reha stellte der Patient brennende Schmerzen im frisch operierten Knie fest. Der Operateur konnte keinen Fehler entdecken, und mit der Zeit wurde dem Mann die Diagnose „somatoformes Syndrom“ gegeben. Somatoform bedeutet in die Laiensprache übersetzt: „Er bildet sich das ein und ist eigentlich ein Spinner.“ Alle Patienten mit chronischen Erkrankungen sollten mal in ihre Diagnosen schauen, ob sie dort eine ähnliche Begrifflichkeit finden. Dann wissen sie – verzeihen Sie mir meine Direktheit, aber so ist es –, dass sie in einer Schublade abgelegt wurden.

Mit dieser Diagnose und den Beschwerden kam der Mann dann zu mir. Die Frage „Seit wann?“ legte ganz eindeutig einen Zusammenhang mit der Operation nahe. Da eine neuraltherapeutische Behandlung eher zur Verschlechterung als zu einer Verbesserung seines Zustands führte, musste ich weiterforschen. Eine weitere Auffälligkeit war, dass er, wie er mir beschrieb, beim Tragen einer Jeans einen roten Fleck am Bauch unter dem Verschlussknopf bekomme. Dies lässt mich immer an eine Nickelallergie denken. Daher riet ich, einen LTT-Test auf Nickel zu machen. Diese Untersuchung zeigte eine hochgradige Nickelallergie. Was aber hat das mit brennenden Schmerzen im rechten Knie zu tun? Da nahm ich kurzerhand Kontakt mit dem Operateur auf und bat ihn, mir eine Liste zu schicken, auf der der Materialmix der Knieimplantate aufgelistet war. Sie werden es selbst schon vermuten, was sich letztlich als Ursache für die Schmerzen herausstellte? Das erste Implantat (im linken Knie) war reines Titan, das zweite Implantat (im rechten Knie) war eine Legierung mit einem geringen Anteil an Nickel. Der Patient selbst und auch der Operateur waren davon völlig überrascht. Aber so wurde die schmerzauslösende Ursache gefunden, die absolut nichts mit einem somatogenen Ursprung gemein hatte. Einen ähnlichen Zusammenhang erkannte ich bei einer jungen Frau, doch war ihr Fall ganz anders gelagert:

Schmerzen am ganzen Körper

Eine 23-jährige Frau erzählte mir, dass sie, seit sie 18 Jahre alt sei, unter unsäglichen Schmerzen am ganzen Körper leide. Die Schmerztherapeuten, die sie konsultiert hatte, hatten ihr die bekannte Trias verschrieben – Antidepressiva, Antiepileptika und Morphin. Bei der Befragung und Durchsicht der Modalitäten im Fragebogen drängte sich mir intuitiv die Suche nach einer Metallproblematik auf. Auch bei ihr diagnostizierte ich eine Nickelallergie. Doch was nicht sofort klar wurde, war: „Wodurch hat sie ständig Kontakt zu Nickel?“

Als ich ihren Rücken untersuchen wollte und sie ihr Hemd auszog, fiel es mir wie Schuppen von den Augen: Ihr ganzer Rücken war mit schwarzen Tattoos verziert. Und beim weiteren Nachforschen fand ich heraus, dass in schwarzer Tattoo-Farbe oftmals Nickel und andere Schwermetalle beigemischt sind. Ein zeitlicher Zusammenhang ließ sich auch herstellen. Die Schmerzen fingen erst an, nachdem sie sich diese Tattoos in Thailand hatte stechen lassen.

Erst seit Anfang 2022 gibt es innerhalb der EU strengere Leitlinien für Tattoo-Farben. Aber noch ist nicht klar, wie sich diese neue Verordnung letztlich auswirken wird. Außerdem können auch durch die Nadel des Tättowierers Nickelspuren in den Körper gelangen. Wie die Farben in anderen Ländern kontrolliert werden, sei mal dahingestellt.

Als mir dieser Zusammenhang klar wurde, war es für mich nicht gerade einfach, dieser jungen Frau mitzuteilen, dass ich ihr nicht helfen kann. Wahrscheinlich kann ihr niemand richtig helfen. Denn bei Tattoos wird die Farbe mit all ihren Inhaltsstoffen in die Haut fast eingebrannt. Deswegen lassen sich Tattoos auch nicht mehr richtig entfernen. Selbst das Lasern und andere Methoden hinterlassen immer Reste. Bei kleinen Tattoos ließe sich die Problematik vielleicht durch Hauttransplantation beheben. Aber wenn der ganze Rücken und die Arme übersät davon sind, ist es mehr oder weniger unmöglich. Das Immunsystem dieser Frau wird sich immer wehren und die einzige Möglichkeit, die ihr leider bleibt, ist, diese Entzündungsreaktion mit der eingangs erwähnten Schmerztherapie einigermaßen im Zaum zu halten.

Ich habe diese beiden Fälle deswegen aufgezeigt, da sich nicht jede Ursache einfach beheben lässt. In solchen Fällen, wie bei dieser jungen Frau, kann man froh sein, dass es Medikamente gibt, die die Körperreaktionen – Schmerzen und Entzündungen – zum Teil wenigstens unterdrücken können. Daher finde ich: Bei allen Maßnahmen, bei denen Metalle in unseren Körper eingebracht werden, ist es für mich unerlässlich, vorher die Metallverträglichkeit zu untersuchen.

Animiert durch die Geschichte dieser jungen Frau und deren Schicksal haben sich bereits mehrere junge Menschen bei mir auf eine Metallunverträglichkeit hin testen lassen, bevor sie sich selbst Tattoos stechen ließen. Das halte ich für eine wichtige Vorsichtsmaßnahme. Außerdem plädiere ich dafür, sich Zahnpässe ausstellen zu lassen, in welchen der behandelnde Zahnarzt oder Dentalchirurg sämtliche Materialien selbst Kleinstmengen des verwendeten Metalls in einer Legierung oder in Keramikkronen festhält. So ist es auch im Nachhinein möglich, Störfelder im Mund gezielter ausfindig zu machen. Gerade bei Implantaten, die man sich dauerhaft und für viel Geld setzen lässt, wäre es entscheidend, vorab zu wissen, ob man beispielsweise Titan verträgt oder nicht. Das lässt sich entsprechend austesten und sollte vor einem solchen Eingriff überprüft werden. Denn verträgt man zum Beispiel Titan nicht, ist alternativ ein Keramikimplantat die bessere Wahl. Aus diesem Grund habe ich mich persönlich für Zirkonoxid-Implantate entschieden, das sind völlig metallfreie Keramikimplantate.

Zahnregulierung

Nun zu einem anderen wichtigen Problemfeld, das in vieler Hinsicht große Auswirkungen auf die Menschen hat. Es hat auf der einen Seite auch etwas mit Metallen zu tun, auf der anderen Seite im weitesten Sinn auch mit Persönlichkeitsveränderungen. Es geht mir um die Zahnregulierungen. Gehen Sie einmal in eine 7. oder 8. Klasse und schauen Sie sich die Schüler dort an. Fast alle tragen Zahnspangen oder Brackets. Wahrscheinlich sind es in gutsituierten Stadtteilen wie München-Schwabing 90 Prozent der Kinder, in Berlin-Neukölln dagegen nur 20 Prozent. Da muss man sich doch fragen: Was passiert hier?

Problem 1: Persönlichkeitsveränderung

Die Zahnstellung ist sehr individuell. Bevor man in der Forensik DNA-Analysen machen konnte, wurden unbekannte Tote anhand ihres Zahnprofils identifiziert, da die Zahnstellung wie ein Fingerabdruck, das heißt sehr individuell ist. Was allerdings passiert vor diesem Hintergrund mit unseren Jugendlichen, wenn man einen Großteil von ihnen im wahrsten Sinne des Wortes in ein Schema „presst"?

Die Brackets sind oft wahrliche Folterinstrumente, und viele Kinder leiden oft Qualen. Ich spreche hier nicht von wirklichen Bissanomalien, sondern von Bisskorrekturen, die einem Modebewusstsein unterworfen sind. Geprägt und vorgegeben als Schönheitsprämisse, die sich an Werbemodels orientiert. Schauen Sie sich zum Vergleich mal die alten Filme mit Tom Cruise oder Jürgen Vogel an. Das sind Typen, die man auch wegen ihrer Zahnstellung als besonders auffällig lieben gelernt hat. Heute sehen alle gleich aus. Zahnstellung und auch die Mimik werden durch Brackets, Botox und andere Injektionen gleichgeschaltet. Die Folge ist eine gleichgerichtete Masse an Menschen, denen dadurch ein stückweit auch ihre Individualität, ihr individuelles Handeln und Denken aberzogen wird. Schließlich hat die Zahnstellung erheblichen Einfluss auf unsere Persönlichkeit. Dies wurde mir von zirka zehn Jahren auf eine sehr dramatische Weise bewusst.

Ein 64-jähriger Mann beschoss kurz vor seinem Renteneintritt als Schuldirektor, seine Zähne begradigen und „schöner" machen zu lassen. Ihm wurden Brackets eingesetzt, die immer wieder nachgezogen werden mussten. Er litt wirkliche Qualen, aber sein Ziel war, schöner auszusehen.

Doch nicht nur sein Aussehen veränderte sich dadurch, sondern auch seine Gefühlswelt. Vorher war er ein klar denkender und lebenslustiger Mann gewesen. Im Verlaufe dieser – für mich völlig sinnlosen – Behandlung wurde er immer unleidlicher und depressiver. Trotz all meiner Bemühungen konnte ich ihn nicht überzeugen, damit aufzuhören. Er wollte es durchziehen, denn „Wenn man etwas anfängt, dann bringt man es auch zu Ende", lautete sein Argument. Also hat er es zu Ende gebracht und, was mich heute noch sehr traurig stimmt, ist, dass er sich nach zwei Jahren Quälerei das Leben genommen hat.

Sicherlich ist seine persönliche Tragödie ein Einzelfall, aber sollte sie uns nicht zu denken geben? Unsere Kinder sind ja noch formbar und werden sicherlich nicht solche Auswirkungen haben, aber jede Veränderung des Bisses geht mit einer Veränderung der Persönlichkeit einher. Ich sehe das so, außerdem können sich Bissveränderungen auf den gesamten Körper und die Körperachsen auswirken.

Problem 2: Strom im Mund

Gerade in den letzten drei Monaten hat sich in unserer Praxis eine Patientengruppe besonders gehäuft: Junge Frauen zwischen 20 und fast 40 Jahren, die über Müdigkeit, Kopfschmerzen, Gereiztheit und Haarausfall klagen. Manche hatten schon mehrere Burnouts hinter sich und allen wurde eine somatogene Diagnose gestellt. Bei einem Großteil von ihnen konnte ich einen Stromfluss im Mund messen. Ausgelöst von sogenannten Retainern, einem Klebedraht hinter den Zähnen, der die Position der Zähne nach einer Bisskorrektur stabilisieren soll.

Ein Stromfluss im Mund bewirkt verschiedene Symptome: Man steht im wahrsten Sinne des Wortes ständig unter Strom, und es ist gut nachzuvollziehen, dass Müdigkeit und gefühlsmäßige Reaktionen darauf eine logische Folge sein können. Ich frage mich oft, warum diese Drähte im Mund noch sein müssen? Haben die Zahnärzte immer noch Angst, dass sich das schöne Gebiss verschieben kann? Die Menschen sind doch mit 20 Jahren ausgewachsen und haben sich in ihrer Persönlichkeit auch schon relativ weit entwickelt. Gleichzeitig erlebe ich öfter eine ähnliche Situation. Viele Patienten, die ich auf den Strom im Mund aufmerksam gemacht habe, müssen oft mehrere Zahnärzte aufsuchen, bis einer sich bereit erklärt, den Retainer überhaupt zu entfernen. Und das, obwohl diesen Kollegen geschildert wurde, dass dieser einen hohen Stromfluss im Mund auslöst. „Dann verschieben sich ja Ihre Zähne wieder", ist das häufige Argument, das bei diesem Wunsch ins Feld geführt wird, und weiter: „Wollen Sie das? Dann sehen Sie ja nicht mehr so schön aus." Den Kollegen ist der Zusammenhang zwischen Stromfluss und körperlichen Beschwerden völlig egal oder sie halten ihn womöglich für Humbug. Unlängst hatte ich eine Patientin aus Augsburg, die acht Zahnärzte aufsuchen musste, bis einer den Retainer dann endlich entfernt hat. Diese Arbeit, die nicht länger als fünf Minuten dauert, kann das Leben völlig verändern. Anbei die Mail einer Patientin, nachdem sie sich den Retainer entfernen ließ.

„Habe Sie nicht vergessen", schreibt sie, und weiter: „Ich bin Nicole, 24 Jahre alt, von Beruf Krankenschwester und wohne in München. Ich habe mich bei Herrn Dr. Kriegisch vorstellt wegen ständiger, starker Abdomenschmerzen rechts (vor allem nachts) und wegen sehr häufiger Blasenentzündungen seit über acht Jahren. Auch hatte ich starke Kopfschmerzen in Schüben, sehr extrem hohen Libidoverlust nach Pillenabsetzung vor zirka einem Jahr und starke Verdauungsstörungen mit Blähbauch, bei denen man dachte, ich wäre schwanger im vierten Monat.

Seitdem ich ein Kind bin, wurde mit meinen Zähnen gearbeitet, und ich hatte, seitdem ich denken kann, Zahnspangen verschiedenster Art. Hatte bis vor Kurzem auch über sieben Jahre einen Retainer im Innenzahnraum, der aus 100 Prozent Metall bestand. Dr. Kriegisch und ich starteten meine Therapie, und er hat mir empfohlen, den Retainer zu entfernen.

Es hat nicht mal zwei Wochen gedauert. Habe jetzt keine Schmerzen im Abdomen, keine Kopfschmerzen mehr, Haarausfall sehr wenig im Vergleich zu davor, Libido-Verlangen kommt auch zurück, zwar langsam, aber es kommt. Bin auf einem guten Weg. Die Blase zickt zwar noch, aber es bessert sich auf jeden Fall. Habe die erste Entzündung nach über zwei Wochen einmal gehabt. Was im Vergleich zu davor sehr, sehr positiv zu sehen ist. Hätte mir einer gesagt, dass alle meine Beschwerden mit meinem Retainer zusammenhängen könnten, hätte ich das niemals geglaubt. Aber es geht mir gut, ich bin auf einem guten Weg der Besserung. Dank der guten und tollen Zusammenarbeit und Hilfe von Herrn Dr. Kriegisch. Von ganzen Herzen dafür vielen herzlichen Dank!!

Natürlich ist es nicht einfach, Patienten dazu zu bewegen, sich ihren Retainer entfernen zu lassen. Vor allem muss ich sie beruhigen, dass das Entfernen des Retainer-Drahtes keine großen Auswirkungen auf die Zahnstellung haben wird. Aber zur Beruhigung fordere ich sie auf, sich vom Zahnarzt eine entsprechende Aufbissschiene aus Plastik anfertigen zu lassen. Diese kann man ein- bis zweimal pro Woche nachts tragen, dann bleiben die Zähne auch an ihrer Position. Sollte die Schiene nach einigen Wochen keine Druckgefühle auslösen – denn falls die Zähne sich wirklich verschieben sollten, lösen sie auch ein Druckgefühl aus –, ist sie auch nicht mehr nötig.

Als gerade beispielhaft möchte in den Fall eines 17-jährigen Mädchens beschreiben. Er stellt meine Retainer-Kritik, sowohl was das Problem 1, die Persönlichkeitsveränderung betrifft, als auch das Problem 2, Metalle im Körper und deren Auswirkungen anhand einer Person deutlich dar. Das junge Mädchen suchte mich vor Jahren in meiner Praxis auf. Sie litt unter massivem Haarausfall und traute sich deswegen schon gar nicht mehr auf die Straße. Anhand der hier eingefügten Fotos kann sicherlich jeder die Scheu dieses Mädchen verstehen und sich in ihre Gefühlswelt hineinversetzen.

Die Eltern waren mit ihrer Tochter schon überall – bei Hautärzten Endokrinologen und Psychiatern. Keiner hatte eine Idee, und so wurde ihr sogar noch ein Wirbelsäulen-Korsett verordnet, weil man davon ausging, die Durchblutung im Kopf würde durch eine Verschiebung in der Brustwirbelsäule gestört.

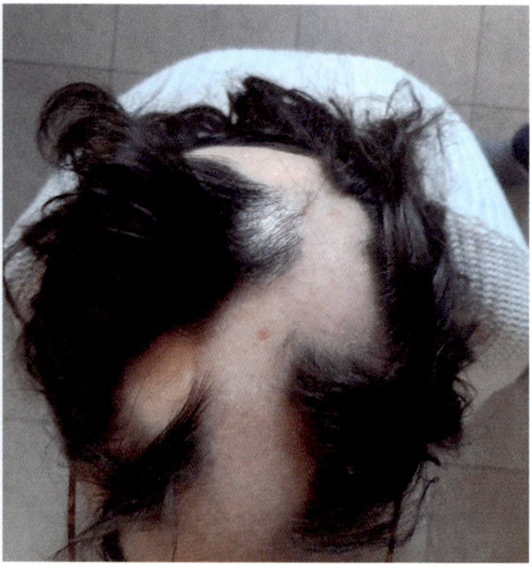

Sehr reduziertes Kopfhaar – Folge einer Zahnbehandlung mit Retainer.

Dieses Mädchen war im wahrsten Sinne des Wortes eingezwängt und konnte sich nur noch die Haare raufen. Zusätzlich stellte ich eine Stromspannung im Mund von 200 Millivolt fest, ausgelöst durch das Metall in ihrem Retainer. Nach Entfernen des Korsetts und des Retainers können Sie auf dem nachfolgenden Foto sehen, was passiert ist:

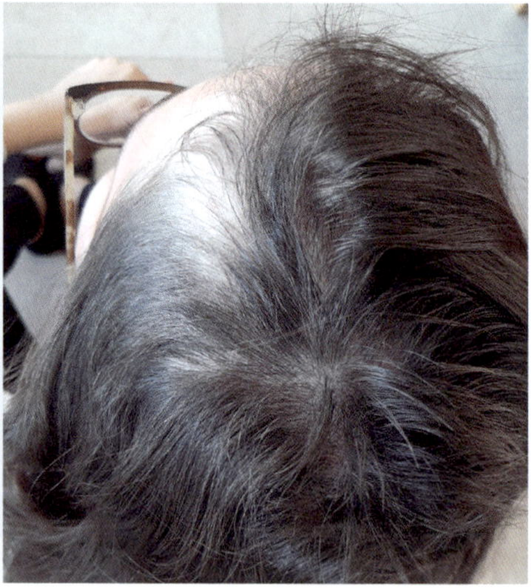

Patientin 6 Wochen nach der Behandlung.

Gerade beim Thema „Stromfluss im Mund“ und „Retainer“ im Speziellen habe ich vielen Menschen bei der Ursachenfindung für ihre chronischen Beschwerden helfen können.

Mir liegt dieses Problemfeld „Retainer“ wirklich am Herzen. Die angeführten Fälle sind nur eine kleine Anzahl der Menschen, deren Beschwerden sich allein durch das Entfernen des Retainers aufgelöst haben.

Tückisches Quecksilber

Metalle können über so viele Wege in den Körper gelangen und dort ihr Unwesen treiben. So auch über den Verzehr von mit Schwermetallen angereicherten Fischen oder durch die Luft. Am häufigsten allerdings gelangen diese aber durch die verschiedensten Zahnersatz-Materialien in den Organismus. Vor allem das Quecksilber, das immer noch in der Zahnmedizin als preiswertes und sehr formbares Füllmaterial verwendet wird, ist ein großes Problem. Dazu ein Beispiel.

Ein Patient hat öfter mit Blutdruckkrisen und schnellem Herzschlag seine Probleme. Wir hatten schon nach vielen möglichen Ursachen geforscht, aber noch nichts Richtiges gefunden. Aber intuitiv hatte ich den Verdacht, dass eine Metallbelastung die Wurzel des Übels sein könnte. Allerdings ließen sich auf den ersten Blick keine besonderen Auffälligkei-

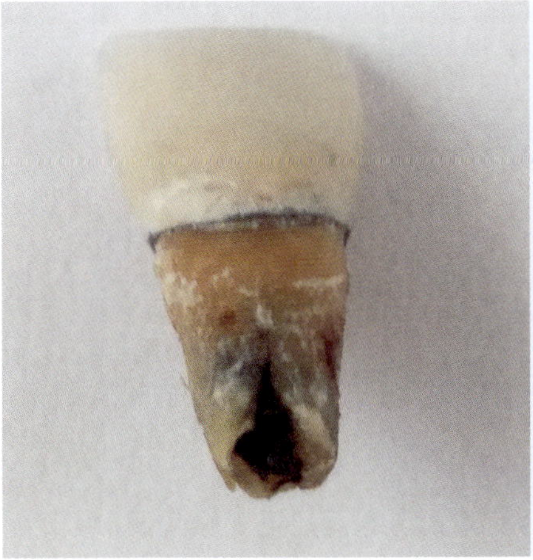

Störfeld oder Auslöser der Erkrankung war das Quecksilber in einem wurzelbehandelten Zahn.

ten im Mund feststellen. Blutuntersuchungen jedoch zeigten jedes Mal erhöhte Quecksilberwerte. Wir rätselten mit dem Patienten, wo sich diese Quecksilberquelle wohl befinden könnte. Weder beruflich noch privat war er Quecksilber ausgesetzt – Sushi zählten nicht zu seinem Lieblingsgericht, und sein behandelnder Zahnarzt konnte auch nichts finden. Erst als dieser dann bei einer 3D-Aufnahme eine entzündliche Stelle unter einem wurzelbehandelten Zahn bemerkte und den Zahn zog, fanden wir die tatsächliche Ursache der Quecksilberbelastung.

Die Wurzelkanäle dieses Zahnes wurden zu einem früheren Zeitpunkt mit Amalgam gefüllt (siehe das Schwarze im Zahn, unter der Aufbrennkeramik). Weder der Patient noch sein derzeitiger Zahnarzt wussten davon. Doch viele seiner Symptome passten auch zu einer Quecksilber-Intoxikation. Nach dem Entfernen dieses Störenfriedes veränderten sich die Beschwerden sehr schnell, und der Patient konnte als geheilt entlassen werden.

Seitdem muss ich bei wurzelbehandelten Zähnen immer an diesen Zusammenhang denken. Insbesondere, wenn die Zahnbehandlung schon länger zurückliegt, in einer Zeit, in der Nervenkanäle mit Amalgam gefüllt wurden. Diese Auffälligkeit beobachte ich sehr häufig bei Patienten, bei denen noch zu DDR-Zeiten eine solche Behandlung durchgeführt wurde.

Vergessen Sie also nie bei chronischen und ungewöhnlichen Beschwerden, daran zu denken, dass Metalle, die in Ihren Körper eingebracht wurden, sich als mögliche Ursache entpuppen könnten. Auch Nahrungsmittelunverträglichkeiten stecken immer wieder hinter chronischen Erkrankungen, deswegen möchte ich Ihnen hier drei weitere sehr ungewöhnliche Fälle schildern.

Lebensmittelunverträglichkeiten mit kuriosen Auswirkungen

Vor ein paar Jahren suchte mich ein Patient auf, dessen Frau ihn aus dem gemeinsamen Schlafzimmer verbannt hatte. Er „schnorchelt", wie er sagte, nachts beim Schlafen so laut, dass seine liebe Frau selbst nicht mehr schlafen könne. Hintergrund seines lauten Luftholens war, wie ein Bluttest eindeutig nachwies, eine Glutenunverträglichkeit. Als er sich strikt an die entsprechenden Ernährungsrichtlinien hielt – keine Weizen-Produkte &

Co –, hörte auch die Schleimentwicklung in seiner Nase auf, und er konnte wieder ins Schlafzimmer zurückkehren. Sobald er aber mit Freunden sein normales Bier (mit Gluten!) trank, fingen die Symptome wieder an, und er wurde wieder verbannt. Er gewöhnte sich an, glutenfreies Bier zu trinken, und war dadurch aus dem Schneider: Er konnte mit seinen Freunden feiern und durfte bei seiner Frau im Schlafzimmer nächtigen.

Ein anderer ungewöhnlicher Fall war ein junges Mädchen aus Stuttgart. Sie litt unter massiven Schwellungen ihrer Beine – von den Oberschenkeln an bis zu den Füßen. Was sie auch psychisch sehr mitnahm, weil sie mit folgender Situation, wie sie beschrieb, zu kämpfen hatte: „Herr Doktor, ich trage schon die stärksten Kompressionsstrümpfe, aber jedes Mal, wenn ich einen jungen Mann kennenlerne und zu Hause die Kompressionsstrümpfe ausziehe, explodieren meine Beine regelrecht, und dann ist die romantische Stimmung sofort vorbei." Als sie den Befund ihrer Glutenunverträglichkeit bekam und den Ernährungsempfehlungen strikt folgte, wurde der Umfang ihrer Beine wieder völlig normal. Sie brauchte auch keine Kompressionsstrümpfe mehr zu tragen und merkte nach der Behandlung charmant an: „Herr Doktor, ich komme jetzt jeden Tag und küsse Ihnen die Füße."

Für mich als Arzt sind das die Momente, die mir das Gefühl geben, wirklich etwas erreicht zu haben. Das Leben solcher Patienten verläuft danach völlig anders. Ihnen wurde mit der Leitlinien-Medizin nicht geholfen. Dort wurden nur Nasentropfen und im Fall der jungen Frau Kompressionsstrümpfe und Antidepressiva verordnet. Wie lange hätte das noch gehen sollen? Wie lange hätten beide diese Medikamente einnehmen sollen – ohne eine Verbesserung ihrer Situation? Schließlich zielten sie nur auf die Symptome ab und setzten nicht an der Wurzel des Problems an.

Beim Ursachenfeld „Nahrungsmittelunverträglichkeit" muss ich auch an eine weitere Patientin denken: Sie war sehr voluminös und wog über drei Zentner. Allein in die Praxis zu gelangen, stellte einen Kraftakt für sie dar. Ihr Auskommen sicherte ihr ein Stand für gebrannte Mandeln, mit dem sie auf dem Oktoberfest und auf verschiedenen Kirchweihen ihre süßen Köstlichkeiten verkaufte. Bei einer Untersuchung auf Unverträglichkeiten wurden bei ihr Gluten und Mandeln in der höchsten Unverträglichkeitsstufe gemessen. Genau diese Lebensmittel, mit denen sie den ganzen Tag zu tun hatte – und die sie natürlich auch naschte. Nach der Diagnose stellte auch sie ihren Speiseplan komplett um und nahm dadurch ein Kilo nach dem anderen ab. Für jedes geschmolzene Kilo – deswegen ist mir ihre Geschichte besonders in Erinnerung geblieben – hängte sie eine Büroklammer in eine andere. Und als sie zu mir nach einiger Zeit in die Praxis kam, um mir von ihrem Erfolg zu berichten, reichte ihr diese Büroklammerkette vom Hals bis zu den Füßen und zurück. Sie nahm 80 Kilo ab und veränderte sich total. Bei ihr musste man sogar eine Bauchstraffung durchführen lassen, da sie schon älter und die natürliche Spannkraft ihrer Haut nicht mehr so stark vorhanden war.

Diese Frau ist für mich immer das Beispiel für Menschen, bei denen man umgangssprachlich sagt: „Sie gehen aus dem Leim." Bei diesen Menschen geht die Spannkraft der Zellwände verloren und sie zerfließen mehr oder weniger. Es gibt keine Grenzen mehr. Schuld daran sind bestimmte Stoffe, gegen die sich ihr Körper wehrt und mit einer Entzündung reagieren. Dabei lagert sich Entzündungsflüssigkeit in die Zellen und das Gewebe ein. Nimmt die Entzündungsflüssigkeit immer mehr zu, kann man sich fast bildlich vorstellen, wie die Zellen mehr oder weniger platzen. Dadurch gehen die Spannung und Zellgrenzen verloren. Diese Menschen wissen sich oftmals nicht mehr zu helfen und viele geben sich dann leider selbst auf. Das ist sehr schade.

Vielleicht kommen Ihnen bei diesen Ausführungen Bekannte oder Freunde in den Sinn. Natürlich spricht man Gewichtsprobleme nicht direkt an, aber möglicherweise hilft diesen Menschen ein Hinweis auf diesen Zusammenhang. Denn es wäre gut, sich in einem solchen Fall auf eine Nahrungsmittelunverträglichkeit untersuchen zu lassen. Ich meine damit die Untersuchung auf eine IgG-Allergie vom verzögerten Typ. Denn diese Allergie ist den Betroffenen in der Regel nicht bewusst. Sie essen – wie die meisten Menschen – oftmals das Gleiche und bringen ihre Beschwerden damit keineswegs in Verbindung. Diese Tatsache wurde mir vor allem bei meinen Aufenthalten in Asien über die letzten 30 Jahre klar. Früher sah man eigentlich nie dickleibige Menschen, doch fahre ich jetzt zum Beispiel in Bangkok S-Bahn, werde ich sogar auf sehr viele Jugendliche aufmerksam, die – wie man so sagt – aus dem Leim gehen. Die Ernährung hat sich bei den Jugendlichen in Asien total verändert. Reisgerichte werden vielfach durch Pizza und Hamburger ersetzt. Unterstellt man eine Glutenallergie, liegt die Ursache dafür auf der Hand.

Das Problemfeld „innere Konflikte"

Nun zu Ende dieses Kapitels über Kuriositäten möchte ich noch von einigen Fällen berichten, die mir dabei geholfen haben, zu erkennen, wie Blockaden auf der psycho-emotionalen Ebene die Ursache für Störungen des eigenen Gleichgewichts sein können. Dabei können die unterschiedlichsten Beschwerden vorhanden sein. Zuerst berichte ich hier von zwei Frauen, die mit Kinderwunsch-Gedanken zu mir kamen.

Bei einer jungen Frau verliefen alle Versuche mit Hilfe der Regelmedizin, also mit Hormonbehandlungen und künstlichen Befruchtungen schwanger zu werden, bislang erfolglos. Bei der psycho-kinesiologischen Behandlung bei einer der Frauen stellte sich heraus, dass sie mit 18 Jahren schon einmal schwanger gewesen war. Dann aber nach Holland fuhr, um das Kind abzutreiben. Diesen Vorfall hatte sie für sich behalten und sich niemandem anvertraut. Da sie aus einem sehr katholischen Elternhaus stammte, hätten ihre Eltern ein derartiges Handeln als wahre Sünde verurteilt. Sie hat sich sozusagen immer selbst für diese Sünde bestraft, indem sie nicht mehr schwanger wurde. Als wir diesen Zusammenhang aufdeckten und entkoppelten, konnte sie ihre unbewusste Angst vor einer Bestrafung durch die Eltern oder die Kirche abstellen. Ihre Stoffwechselvorgänge normalisierten sich und sie bekam zwei wunderbare Kinder.

Ein ähnlicher Fall war der einer jungen Frau, die schon häufig schwanger war, aber immer die Babys verloren hatte und mittlerweile völlig mutlos war. Sie wollte es nicht einmal mehr versuchen, schwanger zu werden. Sie fühlte sich zu nichts nutze, fühlte sich einfach als ein schlechter Mensch. Alle ihre Schwestern – fünf an der Zahl, und ihre Schwägerinnen – hatten bereits Kinder. Sie war die einzige ohne Nachwuchs und litt unter dieser Vorstellung, gerade weil sie alle im gleichen Dorf wohnten. Bei der psycho-kinesiologischen Sitzung trat dann Folgendes zu Tage. Sie war die einzige von all ihren Geschwistern und Familienangehörigen, die alleine in einem Drittweltland gelebt und dort gearbeitet hatte. Sie war auch die Einzige von allen, die ein Studium abgeschlossen hatte und jetzt in ihrem Job als Vorgesetzte 30 Leute unter sich hat. Aber all diese Fähigkeiten und Leistungen stellte sie immer hintenan. Das zählte alles nichts bei ihr – war doch alles ganz normal. Warum? Sie stammt aus einer Familie mit acht Geschwistern. Hier sind die Prioritäten bei der Wahrnehmung einer Person ganz anders gelagert: Familie und Kinderbekommen standen dabei an erster Stelle. Individuelle Wünsche stehen hintan. Sie musste überhaupt erkennen, was sie für sich selbst schon alles geleistet hatte. Sie durfte zum ersten Mal erleben, auf sich selbst stolz zu sein. Denn sie hatte schon so viele der Ziele erreicht, die sie sich selbst gesetzt hatte.

Die unausgesprochene Forderung, Kinder zu bekommen und dadurch ein besserer Mensch zu sein, ist in diesem Moment eher von außen an sie herangetragen worden. Wir haben zusammen folgende Glaubensätze für sie als besonders passend gefunden, und diese Sätze machten sie innerlich stärker: „Ich vertraue mir selbst – Ich kann mich befreien." Beim Training damit veränderte sie sich und schickte uns vor fünf Monaten ein Bild von ihren frisch geborenen Zwillingen. Was für ein tolles Erlebnis und die Bestätigung, dass unsere Arbeit sinnvoll ist. Solche Erlebnisse machen meine Tochter und mich sehr dankbar und stolz.

Zum Schluss möchte ich Ihnen von einem jungen Mann berichten, der vor Kurzem in unsere Praxis kam. Seine Hauptbeschwerden waren ständige Mandelentzündungen und ständig das Gefühl einen dicken und vollen Hals zu haben. Interessanterweise testete ich als Hauptursache eine Blockade auf der psycho-emotionalen Ebene. Da ich ihm trotzdem sofort helfen wollte, machte ich eine neuraltherapeutische Injektion an beide Mandeln. Sie waren vergrößert und diese Behandlungsmethode hilft oft sehr gut bei akuten Infektionen. Was auch der Fall war. Gleichzeitig wollte der Patient unbedingt zu einer psycho-kinesiologischen Sitzung kommen, um der von mir getesteten Blockade auf den Grund zu gehen. Für mich völlig überraschend stellte sich heraus, dass dieser hübsche junge Mann eigentlich als Mädchen geboren wurde und sein Geschlecht verändert hatte. Bei dem intensiven Gespräch kamen zwei Traumata ans Licht: Sein Vater, ein Alkoholiker, war immer sehr aggressiv gegen seine Mutter gewesen und hatte sie oft auch geschlagen. Das kleine „Mädchen" wollte die Mutter immer beschützen, war aber zu schwach und hatte mit seinem Dasein als Mädchen nur unglückliche Assoziationen. Sie sagte sich: „Frauen sind schwach und können sich nicht gegen Männer wehren. Als Mann wäre man besser dran."

Das zweite Trauma manifestierte sich mit Eintreten ihrer ersten Periode, die ihr nun endgültig zeigte, sich in die weibliche Rolle einfügen zu müssen. Sie hat dann den ganzen Prozess der Geschlechtsumwandlung vollzogen und ist heute ein Mann, der sich in seinem Körper wohlfühlt. Die ständigen Mandelentzündungen und das Gefühl durch die Schwellungen der Mandeln keine Luft zu bekommen, sind eigentlich der körperliche Ausdruck für den inneren Glaubenssatz: „Ich habe ständig die Schnauze voll." Erst als ihm selber klar wurde, dass er sich innerlich von der Vorstellung trennen darf, schwach zu sein, löste sich das Problem und der „dicke Hals" verschwand. Ich füge hier die Dankes-Mail von ihm an, damit Sie sehen, wie er es in seinen eigenen Worten beschreibt. „Hallo Herr Dr. Kriegisch, noch einige positive Worte und ein großes Dankeschön für die gute Behandlung bei Ihnen: Nachdem kein konventioneller Arzt auch nur ansatzweise die Ursache für meine Infektanfälligkeit finden konnte, haben Sie schon nach der ersten Sitzung klar diagnostizieren können, wo die Ursache für mein Problem liegt. Nach einer Kur mit den für mich notwendigen Nahrungsergänzungsmitteln und einer Spritze in die Mandeln habe ich mich wieder deutlich besser gefühlt. Nach der psycho-kinesiologischen Sitzung und den verschriebenen Aufgaben und Probiotika ist meine Symptomatik vollständig verschwunden. Denn häufig befindet sich die Ursache für physische Beschwerden ganz oder zumindest teilweise auf der psychologischen Ebene. Dies wurde hervorragend von Ihnen erkannt und behandelt."

Ich habe versucht, Ihnen einige interessante Fälle vorzustellen, damit Sie sehen, wie vielfältig die Ursachenforschung für chronische Beschwerden sein kann. Deswegen immer die Aufforderung an Sie: Lassen Sie sich nicht einfach abstempeln, versuchen Sie die Hilferufe Ihres Körpers frühzeitig zu erkennen. Kein Arzt kennt Sie und Ihren Körper besser als Sie sich selbst. Ich wünsche mir immer mündige Patienten, die selbstverantwortlich mit ihrer Gesundheit umgehen. Denn viele Ärzte leben von der Angst. Lassen Sie sich nicht in eine Schublade stecken und suchen Sie mit einem entsprechenden Therapeuten nach auslösenden Ursachen für Ihre Beschwerden. Damit Sie diese beheben und zurück in Ihr körperliches Gleichgewicht und in Ihre Gesundheit finden! Das wünsche ich Ihnen!

9. Erlebnisse und Menschen

Im letzten Kapitel dieses Buches möchte ich persönliche Erlebnisse und Gedanken zu Phänomenen beschreiben, die mich in meinem medizinischen und persönlichen Umfeld in den letzten Jahren stark beeinflusst haben. Zeigen sie doch, dass das Leben nicht vorgeplant ist, sondern von vielen Zufällen und Menschen abhängt, die unseren beziehungsweise in diesem Fall meinen Lebensweg beeinflussten und beeinflussen. Gerade nach der Veröffentlichung meines letzten Buches hatte ich viele Erlebnisse, die mein Denken und Handeln gewandelt haben, und während der unsäglichen Pandemiezeit wurde es nahezu eine Notwendigkeit, sich mit neuen Ideen und dadurch auch mit vielen neuen Menschen intensiv auseinanderzusetzen.

Innerhalb der Familie waren die Diskussionen über den Sinn von medizinischen Therapien plötzlich nicht nur auf mich und meine Tochter in unserer Funktion als Ärzte beschränkt. Wir beide hatten ja an der Front jeden Tag damit zu tun. Auch andere Familienmitglieder, Freunde und viele Menschen begannen, sich zunehmend die Frage zu stellen: „Sind die propagierten Behandlungsansätze der Regelmedizin richtig?“

Aufgrund meines Buches „Ich fühle mich krank – Warum findet niemand etwas“ haben wir natürlich mit einer gefilterten Gruppe von Patienten in unserer Praxis zu tun. Sie alle suchten unseren Rat – viele davon geprägt durch ihre Biografie, von vorneherein sehr kritisch und alles hinterfragend. Was passiert aber mit einem persönlich in so einer ungewöhnlichen Zeit? Zu welchen Ergebnissen gelangt man selbst beim Nachdenken?

Bei diesem Prozess waren mir die Meinungen anderer Menschen eine große Hilfe und Bereicherung. Durch die intensive und offene Auseinandersetzung mit den verschiedensten Ansichten unterschiedlichster Gesprächspartner ist es geradezu unerlässlich, die eigenen Gedanken immer wieder auf den Prüfstand zu stellen. Dabei bin ich zuerst meiner Frau Margret sehr dankbar. Durch unsere vielen Gespräche haben wir zusammen unsere Ansichten dazu so gefunden, dass ein friedvolles Zusammenleben möglich war und ist. Bei vielen Freunden und Bekannten ist dies oft nicht gelungen. Gerade die Diskussionen mit unserem Sohn Patrik – selbst Gutachter und Facharzt für Neurologie und Psychiatrie, der sich mit den ganzen Leitlinien im medizinischen Betrieb auskennt – und mit unserem Schwiegersohn Robert mit seiner kritischen, alles hinterfragenden Haltung und seiner Bedachtsamkeit musste ich meine oft impulsiven und oft rigorosen Ansichten immer wieder hinterfragen.

Durch die Arbeit mit den vielen Menschen, die durch das Raster der Regelmedizin gefallen sind, bin ich natürlich äußerst sensibel, wenn plötzlich Methoden der Natur- und Ganzheitsmedizin, mit denen ich bisher gute Erfolge erzielt habe, plötzlich nichts mehr wert sein sollen und fast kriminalisiert werden. Es wird plötzlich Propaganda gegen Naturheilkundeärzte gemacht mit Aussagen wie: „Die meisten Ungeimpften sind in Bayern, wo die größte Dichte an Naturheilkundeärzten ist."

Zudem stelle ich plötzlich ein massives Framing gegen Homöopathie fest. Was soll das? Diese Methode ist in Deutschland erfunden worden und wird weltweit von unzähligen Therapeuten angewandt. Die behandelten Patienten fühlen sich anscheinend gut beraten und suchen deswegen genau diese Therapeuten auf.

Ich kann nicht verstehen, wenn sich vor allem politische Gruppierungen, die vorgeben, der Natur in besonderer Weise verpflichtet zu sein, bei diesem Framing mit geradezu dogmatischen Verbotsszenarien hervortun. Ich bin kein reiner Homöopath, habe aber selbst schon außergewöhnliche Therapieerfolge damit erlebt. Und: Nur weil man etwas nicht erklären kann, muss es doch nicht verboten werden.

An dieser Stelle möchte ich auf den Verleger meines letzten Buches zu sprechen kommen: Christian Strasser. Er ist ein Visionär und hat in seiner langen Laufbahn als Verleger schon die ungewöhnlichsten Themen und Meinungen veröffentlicht. Nur ihm habe ich es zu verdanken, dass ich überhaupt Bücher schreibe. Er hat die Gabe, Menschen anzustacheln, ihr Wissen und ihre Ideen in Form eines Buches zu veröffentlichen. Auch das Thema Homöopathie wurde mir zum Beispiel, in einem seiner verlegten Bücher „Die Krebsrevolution" besonders nahegebracht. Hier geht es um den indischen Homöopathen, Prasanta Banerji. Dessen Methode zu heilen beschrieb der Autor Miguel Corty so faszinierend, dass ich mit dem Apotheker-Ehepaar Monika und Florian Schimmitat nach Indien gereist bin, um diesen außergewöhnlichen Homöopathen Banerji kennenzulernen.

Wir haben dort gesehen, wie Menschen zwei Tage auf der Straße übernachten, um in seiner homöopathischen Klink überhaupt einen Termin zu bekommen. Ähnlich wie in einer Bahnhofsabfertigung arbeiten die Therapeuten an Schaltern die mitgebrachten Untersuchungsergebnisse und Krankheitsverläufe zusammen mit den Patienten durch. Danach wird die Behandlung nach einem Protokoll – dem Banerji-Protokoll – durchgeführt. Es ist alles sehr einfach gehalten und trotzdem haben wir sehr viele gut dokumentierte Krankheitsbilder und die erfolgreiche Behandlung mit Homöopathie erlebt. Besonders wichtig ist für mich auch die Zusammenarbeit mit den Schimmitats. Sie sind solche Apotheker, wie man sie sich als Arzt nur wünschen kann. Sie haben Wissen und Ideen, wovon auch ich als Arzt sehr profitierte. Wer auf Politikerseite hat sich je die Mühe gemacht, wirklich den Effekt der homöopathischen Behandlung zu erleben – entweder an sich selbst oder durch Gespräche mit Betroffenen? Ich habe das Gefühl, sie werden immer nur von sogenannten Fachleuten beziehungsweise Lobbyisten beraten, die im Interesse bestimmter Firmen handeln. Schließlich kostet eine homöopathische Behandlung und die entsprechende Medizin vergleichsweise wenig.

Ich kann nur aus meiner persönlichen Erfahrung von 40 Berufsjahren berichten, dass diese Behandlungsmethode sicher vielen Patienten geholfen und bestimmt weniger Nebenwirkungen hat als viele andere Medikamente, die in der Medizin sonst Anwendung finden.

Es muss ein Umdenken in der Betrachtungsweise von Wirksamkeit geben

Solange wir uns nur auf biochemische und vielleicht noch auf elektrophysikalische Untersuchungen stützen, sind uns viele Phänomene in der Welt der Behandlungsmöglichkeiten nicht zugänglich. Vor allem dann, wenn man alles, was mit diesen beiden Untersuchungsmethoden nicht erklärbar ist, einfach ablehnt und für obsolet erklärt.

Wir müssen anfangen, uns auch vermeintlich unerklärlichen Phänomenen wie der Akupunktur, Placebo-Wirkungen, Geistheilungen oder Lourdes-Effekten mit einem offenen Geist zu nähern. Schließlich gibt es vielleicht noch andere Informationsübertragungssysteme in unserer Welt und unserem Organismus, die mit bisherigen

Messmethoden möglicherweise nicht sichtbar zu machen sind. Bereits die Akupunktur hat uns energetische Zusammenhänge gelehrt, dargestellt im Verlauf der Meridiane, die nicht mit dem anatomisch bekannten Verlauf von Nerven übereinstimmen und über die wir auf unser System gesundheitlich einwirken können. Und allein die Kenntnis dieser Energiestraßen gibt mir beispielsweise in der Diagnostik oft Hinweise auf zugrunde liegende Ursachen von Erkrankungen und Beschwerden.

Indirekte Messungen wie Kinesiologie oder Elektroakupunktur werden überhaupt nicht in der Medizin wahrgenommen. Vermutlich, weil sie sich nicht standardisieren lassen. Diese Messungen werden nämlich auch von der Person des Anwenders mit beeinflusst und die Messergebnisse sind in ihrer Interpretation von seiner Erfahrung geprägt. Aber beide Methoden haben schon vielen Menschen geholfen, Ursachen für deren Erkrankungen ans Licht zu bringen, an die man überhaupt nicht gedacht hat.

Um Menschen vollumfänglich weiterhelfen zu können, braucht es ein anderes Weltbild. Eines, das nicht nur rein technisch auf den Menschen blickt, sondern ihn mit seinem Geist und seiner Seele im Ganzen wahrnimmt. Es gab schon immer Ärzte im Altertum wie auch heute, die im Laufe ihres Lebens zu Heilkünstlern wurden. Zu ihnen fahren geplagte Menschen oft sehr weit. Immer in der Hoffnung, dass ihnen geholfen wird. Diese Heilkünstler haben sich im Laufe ihres Lebens einen hohen Grad an Intuition erarbeitet und sind immer offen für Neues. Sie haben auch den Mut, über den Tellerrand zu schauen und sich über Leitlinien hinwegzusetzen. Denn Richtlinie bedeutet auch nur Richtlinie und sollte kein Dogma darstellen, das das Denken beschränkt. Wie bereits erwähnt, bin ich ein Anhänger der Quantenphysik und der Quantenmedizin. Durch Intuition – das ist Wissen mal Erfahrung – verändert sich gelegentlich der Standpunkt, Dinge zu betrachten. Diese Veränderung in der Betrachtungsweise vermittelt oft ein vollkommen anderes Bild.

Vielleicht werden uns dadurch sogar sogenannte Geistheilungen erklärlich. Denn Gedanken sind in der Lage, Stoffwechselvorgänge zu beeinflussen. Ich bezeichne dies oft als Lourdes-Effekt, der sich gerade bei Menschen einstellt, die einen langen Anfahrtsweg haben oder ihre Behandlung aus eigener Tasche bezahlen müssen. Diese

Menschen wollen wirklich etwas verändern: Sie sind hochmotiviert, offen für Neues und versuchen, Erkenntnisse für sich umzusetzen. Der Patient, der über der Straße wohnt, gut versichert ist, betrachtet seinen Arzt oft nur als Erfüllungsgehilfen. Gerade die Forschungen von Prof. Markus Ploner über Placebo-Effekte haben mir hier die Augen geöffnet. Er ist Professor für Schmerzforschung an der Technischen Universität München und Oberarzt an der Neurologischen Klinik des Klinikums Rechts der Isar.

Gerade schließt sich für mich persönlich in meinen beruflichen Wünschen und Vorstellungen ein Kreis. So hat mich der Zentralverband der Ärzte für Naturheilverfahren (ZÄN) aus Freudenstadt unlängst eingeladen, bei einem Kongress ein Seminar abzuhalten. Genau bei solchen Kongressen hatte ich als junger Arzt angefangen, mich in eine neue Welt einzuarbeiten. Vergleichbar damit ein neues Instrument zu erlernen. Damals lernte ich viele ältere Ärzte kennen und war von deren Wissen und deren Persönlichkeit so fasziniert, dass sich bei mir der Wunsch und das Ziel herauskristallisierte „ein weiser Arzt zu werden". Wie bei Musikern gibt es super Virtuosen, die ihr Instrument total beherrschen. Mich haben aber die Geschichten von den Komponisten angesprochen, die die Fähigkeiten hatten, mehrere Instrumente zu spielen und dann in der Lage waren, große Sinfonien zu komponieren. Ich sehe mich selbst eher als einer dieser Komponisten. Aus diesem Grund bin ich auch dorthin eingeladen worden, da ich in meinem Buch gezeigt hatte, wie wichtig es ist, verschiedene Instrumente beziehungsweise Methoden zu beherrschen, um chronisch Kranken helfen zu können. Diese Einladung zeigte mir, dass ich meinem Ziel anscheinend nahegekommen bin. Das macht mich sehr stolz. Doch statt junger Kollegen, die ich dort im Seminar erwartet hatte, waren die Teilnehmer alles erfahrene Ärzte mit eigenen Praxen. Auf die Frage, warum sie zu mir in den Kurs kommen, hörte ich unisono Folgendes: „Wir haben hier schon so viele Kurse gemacht und uns mit vielen Methoden auseinandergesetzt, um unseren Patienten zu helfen. Aber keiner hat uns bisher eine Gesamtschau dieser vielen Möglichkeiten gegeben. Wir fühlen uns da manchmal etwas verloren."

Die Wünsche der Kollegen konnte ich gut verstehen und ich hoffe, ihnen mit meinen Ansichten eine Hilfe gewesen zu sein. Mit dem letzten und diesem neuen Buch will ich gerade Patienten und vielleicht auch Kollegen eine Unterstützung geben, einen Pfad durch das Labyrinth der medizinischen Möglichkeiten zu finden.

Jeder Arzt sollte einzigartig und authentisch sein

Jeder Arzt sollte einzigartig sein und seine Behandlungen nach seinem Wissen und seiner Erfahrung modulieren. Erst dann kann er sich als Heilkünstler fühlen. Die Menschen wollen nicht von Robotern behandelt werden. Gleichzeitig ist es die Aufgabe der Leitlinien-Medizin, alle auf die gleiche Weise zu behandeln. Es ist aber jedem klar, dass die Menschen unterschiedlich sind. Es gibt Dicke und Dünne, Menschen mit schmalen und vollen Lippen, wir unterscheiden uns in Hautfarbe, im Geschlecht und vielem anderen mehr. Da können nicht alle nur gleich behandelt werden. Man muss sie als Gesamtpersonen sehen und nicht nur in einzelnen Teilen.

Bei dieser Erkenntnis hat mich auch mein Freund Eric Standop mit seiner Kunst, Gesichter zu lesen stark beeinflusst. Er erkennt in den Gesichtern der Menschen die angelegten genetischen Eigenschaften und ihre Talente. Danach beurteilt er, ob sie entsprechend ihrer Talente auch wirklich leben. Erst wenn dieser Zustand erreicht ist, kann man von einer authentischen Lebensführung sprechen. Dann ist man im Gleichgewicht. Mein Wunsch wäre, die Medizin wieder mehr zu individualisieren. Aber ich glaube, das ist nicht gewollt? Manchmal drängt sich bei mir der Eindruck auf, durch unser System der knappen Zeit und der hauptsächlich technischen Untersuchungen sollen die Ärzte eigentlich überflüssig gemacht werden.

Doch gerade wir Hausärzte kennen unsere Patienten und deren familiäres Umfeld recht gut. Das ist ein Gewinn und das könnte uns viele Erkenntnisse für eine individuellere Behandlung an die Hand geben.

Ich will die Leitlinien-Medizin in keiner Weise schlecht machen. Sie hat uns fantastische Möglichkeiten in der Behandlung akuter Erkrankungen gegeben und bringt uns in vielen Bereichen weiter. Die Leitlinien-Medizin ist unschlagbar bei allen Erkrankungen, bei denen eine Behandlung in drei Minuten oder in drei Tagen erfolgen muss. Bei Erkrankungen, bei denen der Behandlungsbeginn auch erst in drei Wochen sein kann, sollte eine individuellere Herangehensweise möglich sein. Dabei können uns die vielen unterschiedlichen Behandlungsmöglichkeiten, die es weltweit gibt, unterstützen. Viele unterschiedliche Ärzte und Therapeuten könnten dabei eine große Rolle spielen. Diese Herangehensweise entspräche dann eher dem Bild einer Schule, in der die bewährten Methoden in gemeinsamer Arbeit mit einem erfahrenen Therapeuten angewandt, erlernt und dabei kritisch überprüft werden. Das ist natürlich nicht so einfach, auf alle zu übertragen, aber durch den Austausch der verschiedenen Therapeuten ließe sich eine Vielzahl von unterschiedlichsten Methoden verbreiten. Interessierte Therapeuten können sich dort ausbilden lassen und ihre Erfahrungen modifiziert an ihre Patienten weitergeben. Vielleicht finden sich dann mehr Therapeuten, die den 40 Prozent der Menschen helfen können, die durch das Raster der Leitlinien-Medizin gefallen sind. Die normale Ausbildung findet – wie zu Beginn dieses Buchs bereits geschildert – immer nur entsprechend der Leitlinien statt und es gibt leider zu wenig bis keinen Freiraum für andere Gedanken.

Auch der Umgang mit den Patienten muss auf den Prüfstand gestellt werden. Es geht nicht darum, dass – wie viele Ärzte sich das wünschen – Patienten nur zu konsumieren haben, was sie vorschlagen und raten, sondern dass auch die Patienten ihren freien Geist nutzen dürfen. Und sollen! Dazu gilt es, Patienten Zusammenhänge aufzuzeigen und verständlich zu erklären, damit diese in der Lage sind, zu erkennen, was es bringt, ihr Leben oder bestimmte Routinen zu ändern. Das macht sie dann in meinen Augen zu mündigen Patienten und ermächtigt sie, selbst über sich und ihr Leben zu entscheiden. Sie bekommen dann auch ein Gefühl dafür, was gut für sie ist – und können entsprechend handeln und freie Entscheidungen treffen. Jenseits des Konsumierens!

Ich sehe uns in der Funktion als Ärzte im weitesten Sinn als Lebensberater nicht als Halbgötter in Weiß. Aber sind wir ehrlich? Sowohl viele Patienten als auch viele Ärzte leben lieber in einer Konsumentenhaltung. Die Patienten wollen möglichst schnell ihr Symptom loswerden, ohne etwas verändern zu müssen. Die Ärzte unterstützen diese Haltung aus vielerlei Gründen. Auf der einen Seite helfen sie sofort mit den Antimitteln und müssen sich nicht so lange mit dem einzelnen auseinandersetzen. Auf der anderen Seite bringt es auch regelmäßig Geld in die Kasse.

Kritische, mündige und verantwortungsvolle Patienten stören den Normalbetrieb in einer Praxis eher. Auch weil das Abrechnungssystem sehr rigide ist: Als Kassenarzt bekommen Sie für drei Monate einen gedeckelten Betrag von zirka 70 Euro pro Patient. Mit diesem sollen alle Behandlungen abgedeckt sein. Kein Handwerker würde dafür arbeiten. Selbst bei den Privatpatienten ist es mittlerweile so, dass seit 1996 immer noch die gleiche Gebührenordnung gilt. Es fand kein Inflationsausgleich statt, auch Ziffern für Beratungsgespräche sind in der bisherigen Gebührenordnung nicht viele zu finden. Deswegen verlieren die meisten Ärzte dann oftmals die Lust, wirklich Zeit auf die Patienten zu verwenden. Sie machen dies eigentlich auf eigene Kosten. Dieser Zwiespalt: Auf der einen Seite die Patienten gesund machen zu wollen und auf der anderen Seite nicht die entsprechende Entlohnung für intensives Nachforschen zu erhalten, untergräbt die gesamte medizinphilosophische Einstellung des Medizinbetriebs. Es geht fast ausschließlich nur noch um das Geschäft. Selbst die Philosophie bei den großen Pharmafirmen hat sich verändert. Früher wurden Medikamente entwickelt, um Menschen zu heilen. Jetzt werden Medikament hergestellt, damit Patienten möglichst lange leben, um diese Mittel einnehmen zu können. Dies wurde mir von einem Freund berichtet, der lange im obersten Management von Pharmafirmen gearbeitet hat.

Neue Erkenntnisse mit Öffentlichkeit und Medien

Auch auf einem anderen großen Gebiet habe ich in den letzten fünf Jahren viel dazu gelernt. Durch die Veröffentlichung des letzten Buches wurde ich regelrecht in die mediale Öffentlichkeit katapultiert. Bis dahin hatte ich aufgrund meiner Arbeit noch nie ein Interview gegeben oder einen Auftritt im Fernsehen gehabt. Besonders Live-Interviews waren wirklich eine aufregende Angelegenheit. Ich wusste ja meist gar nicht, was ich gefragt werde, und konnte mich nicht entsprechend darauf einstellen. Gerade das erste Interview im Bayerischen Radio in der Sendung BR-Talk war wie ein Sprung ins kalte Wasser. Trotz vieler für mich schwieriger und sehr persönlicher Fragen des Moderators, die eigentlich nichts mit meiner Arbeit zu tun hatten, konnte ich mich anscheinend ganz gut aus der Affäre ziehen. Zumindest bekam ich auch deswegen sehr viele positive Rückmeldungen.

Aber solche Erlebnisse schulen einen. Mittlerweile kann ich ganz gut mit diesem Stress umgehen. Gleichzeitig haben mir die Rückmeldungen aus den Sendungen und von den vielen Vorträgen gezeigt, mit welcher Sehnsucht Zuhörer nach umfassenden Ideen und Ansichten suchen. Und es gab viele neue Menschen, die ich dadurch traf und die mich sehr unterstützt haben.

Als Ersten möchte ich hier meinen Freund Alexander Kupka nennen. Er hat nicht nur das Cover des letzten Buches entworfen, sondern auch das Titelbild dieses Buches. Er ist Fotograf und schafft es immer wieder mit seinen Porträts auch die Persönlichkeit als Ganzes einzufangen. Da er auch vom Inhalt der Bücher begeistert war, hat er mich bei vielen öffentlichen Auftritten begleitet und war immer ein kritischer Zuhörer.

Zusammen haben wir mit der Medienfrau Sabrina Nickel versucht, in der Podcast-Reihe „Symptom XY“ wiederkehrende, medizinische Fragen zu beantworten. Das war ein großer logistischer und finanzieller Aufwand, sodass ich es vorgezogen habe, lieber alles in Form dieses Buches zu veröffentlichen. Weil ich immer wieder dazu angehalten werde, doch mein Wissen und meine Erfahrung mit vielen Meschen zu teilen.

Veröffentlichungen haben auch immer neue Kontakte zur Folge. Hier möchte ich ganz speziell den Münchner Zahnarzt Dr. Markus Regensburger mit seiner Crew erwähnen. Seit fünf Jahren arbeiten wir intensiv zusammen und haben vielen Menschen wirklich helfen können. Er war es auch, der mir gezeigt hat, dass Stromspannungen im Mund auch bei Keramiken auftreten können.

Durch eine Anfrage der Eheleute Sandra und Oliver Schil, die die Internet-Plattform „Welt im Wandel“ betreiben, erhielt ich Zugang zu den Online-Medien, die für mich bis dato ein Buch mit sieben Siegeln war, zu der ich überhaupt keinen Zugang hatte. Sie luden mich nach Leipzig ein, um dort ein Interview zu geben. Im Nachhinein stellte es sich als eine nun fünf Jahre währende Zusammenarbeit heraus. Auf dieser Plattform kommen die verschiedensten Autoren zu Wort und es wird ihnen eine virtuelle Bühne geboten, um ihre Ideen zu verbreiten. Bei diesen Interviews und Kongressen lernte ich wiederum neue und interessante Menschen kennen. Journalisten wie Robert Fleischer und Peggy Rockteschel haben mich in diesem Rahmen interviewt, und man spürt dann wirklich eine Atmosphäre im Raum, die eine Art Begeisterung durch den Äther schickt.

In der Pandemiezeit wurde es aber immer schwieriger seine Meinung frei sagen zu können. [redacted] cker kennen, [redacted] ma Corona interviewt zu werden. Ich persönlich erhielt viele positive Rückmeldungen. [redacted] wurde regelrecht von anderen Journalisten angegriffen, weil sie so einen Mann wie mich live hat reden lassen. Dabei habe ich nur gesagt, was ich in diesem Buch auch schreibe, dass das Immunsystem sehr wichtig ist und dass Angst unser Immunsystem schwächt.

Ich bin auch sehr glücklich, dass ich nun einen Medien-Profi als Freund habe: Markus Langemann, den Betreiber des „Clubs der klaren Worte“. Mit ihm kann man die vielen Fragen, die den medialen Bereich betreffen, sehr gut diskutieren und dann seine Entscheidungen treffen. Bis vor drei Jahren hätte ich nie gedacht, dass es schon im Vorfeld wichtig sein würde, wem man überhaupt ein Interview geben darf. Es geht nicht mehr nur um den Inhalt eines Gespräches, sondern es geht schon um die Einstufung des Interviewers.

Eine andere Anfrage habe ich wieder gerne angenommen, die von Maxim Mankevich. Er hat ein gutes Gespräch mit mir geführt und es ist immer schön, so viele positive Rückmeldungen zu bekommen. Last but not least möchte ich dem Kabarettisten und Keynote-Speaker Vince Ebert für sein Buch „Lichtblick statt Blackout“ danken. Es hat mich letztlich konkret dazu angehalten, das vorliegende Buch zu schreiben. Gegensätze sollen überwunden werden und betroffene Menschen eine Hilfestellung beziehungsweise einen Impuls – ein Informationsquantum – erhalten, um besser leben zu können. Das hat mich motiviert, und vielleicht steckt es auch andere Menschen an, über sich nachzudenken. Sie kennen Ihre Freunde. Manchmal ist es besser, ein Buch wie dieses als Geschenk mitzubringen, als einen Blumenstrauß, der nach einer Woche verwelkt ist. Und oft reicht schon ein Hinweis, ein Satz, um Veränderungen anzustoßen. Denn man trifft immer zur richtigen Zeit die richtigen Menschen und man liest immer zur richtigen Zeit das richtige Buch – und erhält so vielleicht neue Erkenntnisse. Wer weiß?

Merkblätter

1. Stufenplan für den Winter, um Ihr Immunsystem zu stärken:

Wollen Sie Ihr Immunsystem stärken, empfehle ich eine mikrobiologische Therapie.

Zur Vorbeugung, beginnend ab dem 1. November bis zum 31. März, empfehle ich hier folgende Mittel und morgens, mittags, abends folgende Dosierung:

Symbioflor 1	20 Tropfen	0	0
Vitamin D Innova Mulsin (3000l.E tgl.)	3 Tropfen	0	0
Zink 30 mg	1 Tablette	0	0
Vitamin C (500–1000 mg täglich)	als Säfte		

Bei leichten Beschwerden:

Symbioflor 1	20 Tropfen	20 Tropfen	20 Tropfen
Metavirulent	10 Tropfen	10 Tropfen	10 Tropfen
Vit D Innova Mulsin	5 Tropfen	0	0
Vit C /(Acerola)	1 Tabette	0	0
Zink 30 mg	1 Tablette	0	0
Innovazym Stray Immun	5-mal täglich 2 Hübe		

Bei stärkeren Beschwerden mit Fieber:
Medikamente wie bei leichten Beschwerden, zusätzlich

Innovazym	3 Tabletten	0	3

Lassen Sie sich darüber hinaus vom Arzt Infusionen mit hochdosiertem Vitamin C verabreichen.

Bei positivem Coronatest und deutlichen Symtomen wie Dyspnoe, Geschmacks- und Geruchsverlust vorsorglich 3–4 Tage Heparin subkutan spritzen lassen.

2. Isometrische Übungen zur Stärkung der Nackenmuskulatur

Die anschließenden Übungen zur Stärkung Ihrer Nackenmuskulatur können im Sitzen oder im Stehen ausgeführt werden:

Halsdehnungsübung nach vorne:
Beugen Sie Ihren Kopf leicht nach vorne und legen Sie Ihre Hände an die Stirn. Versuchen Sie Ihren Kopf leicht nach vorne zu beugen, während Sie mit Ihren Händen entsprechend Gegendruck ausüben – 5 Sekunden, bei täglicher Anwendung.

Halsdehnungsübung nach hinten:
Halten Sie Ihren Kopf und Nacken in einer aufrechten Position und legen Sie Ihre Hände an den Hinterkopf. Versuchen Sie Ihren Kopf leicht nach hinten zu beugen, während Sie mit Ihren Händen entsprechend Gegendruck ausüben.

Seitenbeugung:
Halten Sie Ihren Kopf gerade auf der Höhe des Kinns. Legen Sie Ihre rechte Hand auf die linke Seite des Kopfes. Versuchen Sie Ihren Kopf in Richtung der rechten Schulter zu senken, während Ihre rechte Hand entsprechenden Gegendruck ausübt. Wiederholen Sie diese Übung für die Gegenseite.

Rotationsübung:
Legen Sie Ihre linke Hand auf die Höhe des Kinns und drehen Sie Ihren Kopf leicht nach rechts. Legen Sie Ihre rechte Hand auf die rechte Seite Ihres Gesichts. Drehen Sie Ihren Kopf nach rechts, während Sie entsprechenden Gegendruck mit Ihrer Hand ausüben. Wiederholen Sie diese Rotationsübung mit der Gegenseite.

Als Grundlage für diese Übungen dienten mir Hinweise von Dr. Martin Kohnert.

3. Pilzkur bei ständigem Verlangen nach Süßem inklusive mikrobiologischer Kur

Haben Sie ständig Lust auf Süßes, sind Sie müde und ausgebrannt und haben vermehrt Blähungen und Völlegefühl? Hinter diesen Signalen könnte eine Pilzinfektion stecken, denn nach jeder Antibiotikabehandlung und bei der regelmäßigen Anwendung von Cortison-Spray ist die Gefahr groß, dass die Pilze im Darm anwachsen können.

Für die Pilzkur sollten Sie in der 1. Woche: Adiclair Suspension 3 x 1 Pipette zum Essen nehmen und Adiclair Tabletten 3 x 1 zum Essen.

In der 2. Woche: Adiclair Tabletten 3 x 2 zum Essen.

Zusätzlich zu dieser Medikation gilt es, darauf zu achten, während der Pilzkur nichts Süßes zu sich zu nehmen – vor allem keinen Zucker, kein Weißmehl und kein süßes Obst. Sie sollten viel trinken und abends vor dem Schlafengehen, wenn möglich, ein Glas Wasser mit einem Schuss Apfelessig trinken. Das hilft, die Pilze leichter von der Darmwand zu lösen.

Gleichzeitig zur Pilzkur sollten Sie eine mikrobiologische Kur starten mit Prosymbioflor plus oder Synerga 2-mal täglich langsam zum Eingewöhnen bis zur Höchstdosis.

Ist die erste Flasche aufgebraucht, sollten Sie mindestens 8 Wochen Symbioflor 1 einnehmen. Beginnend mit 2-mal 5 Tropfen und steigernd auf 2-mal 20 Tropfen. Gleichzeitig sollten Sie bei Ihrer Ernährung darauf achten, Einfachzucker zu vermeiden, etwa Mehlprodukte und Süßigkeiten sowie gezuckerte Getränke. Damit beugen Sie dem Überhandnehmen von Pilzen vor.

Nachdem Sie zirka 8 Wochen Symbioflor 1 eingenommen haben, sollten Sie zusätzlich zu Symbioflor 1 einmal täglich Symbioflor 2 einnehmen.

Die reine Pilzkur dauert ungefähr 2 bis 3 Wochen, die mikrobiologische Therapie natürlich länger. Die strikten Ernährungsverbote können nach den 2 bis 3 Wochen aufgehoben werden. Aber meistens hat man dann gar kein Verlangen mehr nach Süßem. Das sollte man spüren und entsprechend beim Essen berücksichtigen. Das heißt, möglichst keinen raffinierten Zucker in Mengen essen oder trinken.

Zur besseren Wirksamkeit der Kur sind weiterhin folgende Punkte zu beachten:

- Tauschen Sie Ihre Zahnbürste anfangs alle 2 Wochen aus.
- Therapieren Sie eventuell auch Ihren Partner – Stichwort Ansteckungsgefahr!
- Ihre Zahncreme sollte keine Desinfektionsmittel und Fluoride enthalten. Daher ratsam: Weleda Solezahncreme oder Neydent von Vitorgan.
- Wer mehr zum Thema Pilze im Darm nachlesen möchte, dem empfehle ich: „Pilze im Körper – krank, ohne es zu wissen", Südwest.

4. Trias der Gesundheit

Jede Störung des Darms geht mit einer Veränderung der Darmflora einher. Um sie zu schützen, wird sie von einer Schutzflora umgeben. Das sind Milchsäurebakterien und Acidophylus-Bakterien. Sie sind elementar, um den Darm dichter zu machen und den sogenannten Leaky Gut – offene Stellen in der Darmschleimhaut –, keinen Vorschub zu leisten, damit keine krank machenden Substanzen sich in den Körper einschleichen können. Zur Vorsorge rate ich zu Symbiolact pur, da dieses Präparat kein Gluten enthält. Zusätzlich rate ich zu einer Entsäuerung, da jede Entzündung Hand in Hand mit einer Übersäuerung des Gewebes geht.

Aus diesem Grund verordne ich das in meiner Praxis bewährte Entsäuerungsmittel Innova Balance. Das ist eine Kombination aus Mineralstoffen, die dem Körper die Möglichkeit geben, Basenpuffer zu bilden. Gleichzeitig verordne ich Enzyme. Sie helfen die Eigenregulation des Immunsystems wieder anzukurbeln.

Mein Rat bei allen chronischen Erkrankungen:

- 1 Beutel Symbiolact pur und
- 1 Beutel Innova Balance auf ein Glas Wasser und am besten zum Abendessen trinken.
- 3 Tabletten Innovazym (Enzyme) morgens und abends; bei Erkrankungen wie Krebs und anderen Tumoren verordne ich Innovazym CA statt Innovazym.

5. Trinkkur zur Nierenunterstützung bei Übersäuerung und Hyperuricämie

Leiden Sie häufig unter Steifigkeit in der Muskulatur und erhöhten Harnsäurewerten, kann eine 4-wöchige Trinkkur Ihnen weiterhelfen. Sie kann als größer angelegte Entsäuerung angesehen werden. Dazu nehmen Sie pro Tag:

- 1 Beutel Innova Balance
- 2 EL Nephroselect
- 1 TL Uvalysat
- ½ TL Vit C Pulver zum Beispiel von Caelo

Das alles in 1,5 Liter Wasser auflösen und über den Tag trinken. Jeden Tag, 4 Wochen lang. Zusätzlich sollten Sie 2-mal die Woche ein Bad nehmen, mit 100 g Natrium-Bicarbonat auf eine Wanne Wasser. Badezeit: 20 bis 40 Minuten bei einer Wassertemperatur von 37 Grad Celsius.

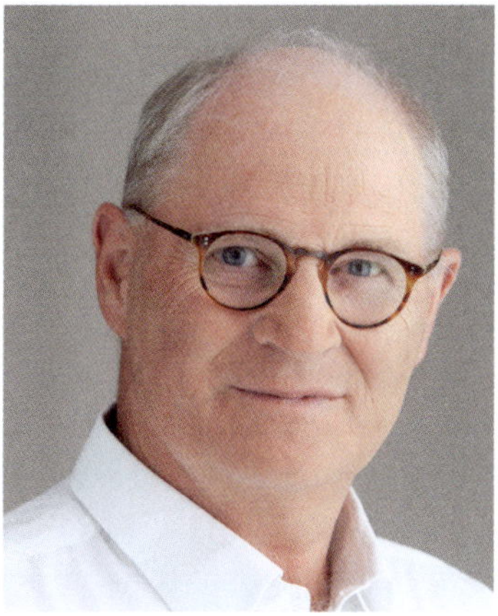

Über den Autor:

Dr. med. Norbert Kriegisch leitet eine Praxis für Ganzheitsmedizin, Naturheilverfahren und Störfeldsuche in München. Er ist Autor des Spiegel-Bestsellers „Ich fühle mich krank, warum findet niemand etwas?“ und des Bestsellers „Die besten Hausmittel von A–Z“. Als Experte ist er zu Gast in vielen Talkshows, gibt Interviews und sein Wissen auch auf der Podcast-Serie „Symptom XY“ weiter.

Ganzheitsmedizin statt Ärzteodyssee

- **Auswege aus dem Dilemma chronischer Beschwerden**
- **Ein Mutmacher für Kranke ohne Befund**
- **Mit vielen praktischen Tipps und Genesungsbeispielen**

Viele Menschen leiden unter immer wiederkehrenden Beschwerden. Sie ziehen von Arzt zu Arzt, doch niemand kann wirklich helfen. Manchmal werden zwar einzelne Symptome behandelt, aber nie die darunterliegenden Ursachen, sodass die Probleme nicht ausheilen. Die frustrierenden Folgen: Die Betroffenen werden nicht ernst genommen oder als »schwierige Patienten« abgekanzelt.

Seit über 30 Jahren begleitet der Ganzheitsmediziner Dr. med. Norbert Kriegisch Patienten mit unerklärlichen oder chronischen Beschwerden auf dem Weg zur Genesung. Für ihn ist klar: Chronische Beschwerden zeigen, dass der Organismus auf mindestens einer von vier Ebenen aus dem Gleichgewicht geraten ist: auf der zellulären, der regulativen, der psychoemotionalen oder der geistigen Ebene. Sein Buch will Betroffenen helfen, die wahren Ursachen hinter ihren Beschwerden zu entschlüsseln, sodass Blockaden gelöst und Selbstheilungskräfte aktiviert werden können.

Dr. med. Norbert Kriegisch
Ich fühle mich krank – warum findet niemand etwas?
Natur und Ganzheitsmedizin bieten Lösungen an
224 Seiten
Gebunden mit Schutzumschlag
13,5 x 21,5 cm
ISBN 978-3-95803-138-8, WG 1982

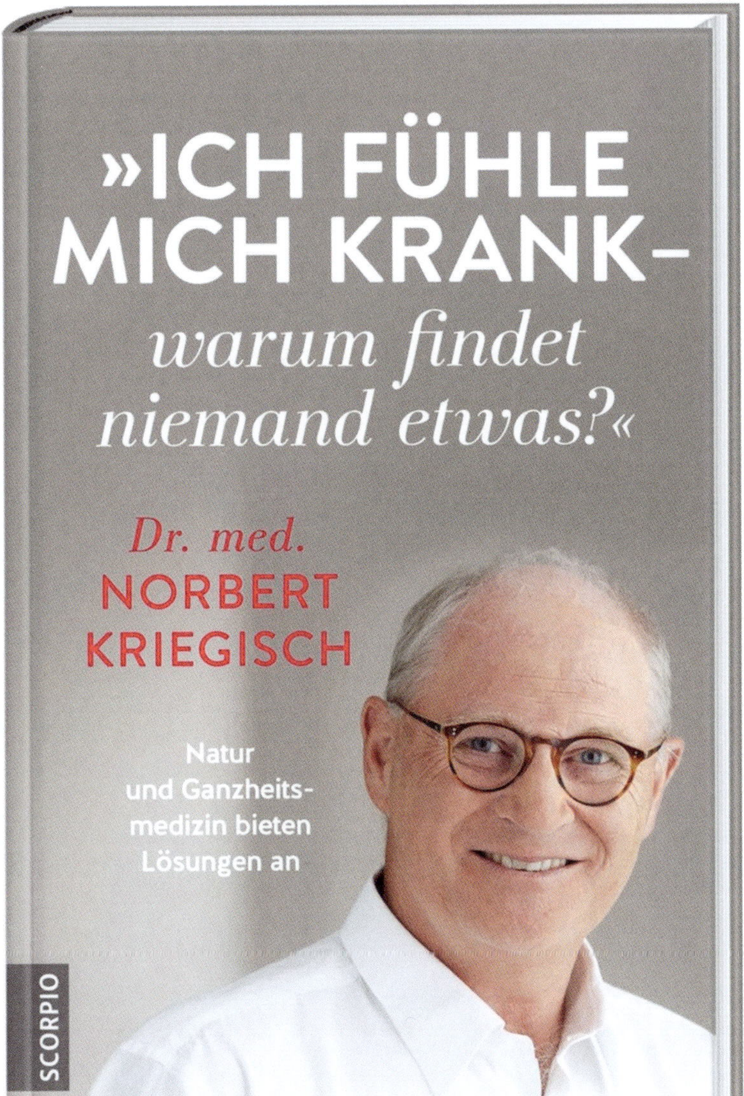
»ICH FÜHLE MICH KRANK –
warum findet niemand etwas?«
Dr. med.
NORBERT KRIEGISCH
Natur und Ganzheits-medizin bieten Lösungen an
SCORPIO

Impressum

Abbildungsnachweis:
Cover, 94, 181: © Alexander Kupka
S. 44 Alamy
S. 12, 133 mit freundlicher Genehmigung © Wolfgang Pfau, Baldham
S. 85, 146, 154, 155: privat

Titel: Durchs Raster der Schulmedizin gefallen – was nun?
Hilfestellungen von Kopf bis Fuß
1. Auflage
Text: Dr. Norbert Kriegisch
Lektorat: Christine Koller, München
Illustrationen: Wolfgang Pfau, Baldham
Korrektorat: Edigna Hackelsberger, München
Covergestaltung unter Verwendung eines Fotos
von © Alexander Kupka, München:
Christine Paxmann text • konzept • graphik, München
Layout und Satz: Christine Paxmann text • konzept • graphik, München
Druck und Bindung: Az Druck und Datentechnik GmbH, Kempten
ISBN 978-3-9825746-9-1

www.dr-kriegisch.de

Bibliografische Information der Deutschen Nationalbibliothek: Die Deutsche Nationalbibliothek verzeichnet diese Publikation in der deutschen Nationalbibliografie; detaillierte bibliografische Daten sind im Internet über http://dnd.d-nb.de abrufbar.